CÁLCULOS RENALES
Y DIETA PARA LOS RIÑONES

Ediciones Masters

edicionesmasters@gmail.com

ISBN: 978-84-96319-02-8

CÁLCULOS RENALES Y DIETA PARA LOS RIÑONES

Adolfo Pérez Agustí

CAPÍTULO 1

ANATOMÍA Y FISIOLOGÍA DE LOS RIÑONES

La comprensión de cómo el sistema urinario ayuda a mantener la homeostasis (tendencia general de todo organismo al restablecimiento del equilibrio interno cada vez que éste es alterado) mediante la eliminación de sustancias nocivas de la sangre y la regulación del balance de agua en el cuerpo es una parte importante de su fisiología. Los riñones, que son la parte principal del sistema urinario, se componen de millones de nefronas individuales que actúan como unidades de filtración y son estructuras complejas a sí mismas.

En el interior del riñón, se distinguen tres regiones principales:

1. **Corteza renal.** Es la porción externa del riñón que descansa directamente debajo de la cápsula de tejido conectivo blando del riñón. La extremidad de cada papila se vacía en un cáliz, y éstos se vacían en la pelvis renal.

La corteza renal limita con el lado convexo, donde varios de los túbulos contorneados distales se fusionan y forman un conducto colector, que a su vez pasa a la médula renal, cada vez más grande y que se une a otros conductos colectores, un tubo resultante que se llama el conducto papilar. Forma un caparazón alrededor de la médula y su tejido entra en la médula entre pirámides renales adyacentes para formar las columnas renales. El aspecto granular de la corteza se debe a la disposición aleatoria de pequeños túbulos asociados con las nefronas, las unidades funcionales del riñón.

2. La **médula renal** que se encuentra adyacente a la corteza renal. Consiste en estriados, en forma de cono, unas regiones llamadas pirámides renales (pirámides medulares), cuyos picos, llamados papilas renales, forman la cara interior. Las regiones lisas entre las pirámides renales se denominan columnas renales.

3. El **seno renal**, una cavidad que se encuentra adyacente a la médula renal y que bordeando la superficie cóncava del riñón, se abre al exterior a través del hilio. El uréter, vasos, los nervios, la sangre y el sistema linfático entran en el riñón en la superficie cóncava. El seno renal alberga la pelvis renal, una estructura en forma de embudo que desemboca en el uréter.

ELEMENTOS

El riñón está rodeado por una cápsula de tejido conectivo denso. En el borde medial se encuentra el hilio renal por el que perforan la arteria renal, la vena renal y la pelvis renal. Estas tres estructuras forman el tallo renal que se continúa dentro del riñón en el seno renal (formado por tejido conectivo laxo rico en lípidos), donde la pelvis renal se ramifica en 2-3 cálices mayores que a la vez se subdividen en aproximadamente 8 cálices menores.

Los riñones están rodeados por tres capas de tejido:

1. La fascia renal, una capa delgada, externa, de tejido conectivo fibroso que rodea
2. La cápsula adiposa, una capa intermedia de tejido adiposo (grasa) que protege los riñones.
3. Una membrana fibrosa interna que impide la entrada de las infecciones.

Pelvis y seno renal

El extremo superior del uréter se expande para formar un saco en forma de embudo llamado la pelvis renal que se encuentra en el interior del seno renal y se divide en dos o tres tubos, llamados los cálices mayores y menores.

La superficie exterior de cada riñón es convexa, mientras que el lado hacia el centro es profundamente cóncavo. La depresión intermedia resultante conduce a una cámara hueca, llamada seno renal, de forma más o menos rectangular, aplanado de delante atrás y que está rodeado por todas partes menos por el hilio, una abertura, y que a través de ella pasan diversos vasos sanguíneos, nervios, vasos linfáticos, y el uréter. La orina es transportada desde la pirámide renal de la corteza a la pelvis renal para su excreción a través de los uréteres.

Cáliz renal

El cáliz principal del riñón es una división de la pelvis en dos o tres tubos y se divide en cáliz mayor y menor.

Los cálices mayores en número de 2 a 3 que se bifurcan en cálices menores, en número de 8 a 18.

El cáliz menor, junto a otros, drena en un cáliz mayor, que a su vez se une con otros cálices mayores para forma la pelvis renal.

Cápsula Bowman

Un riñón se compone de grupos enredados de capilares sanguíneos, llamada glomérulo, y una pared delgada, una estructura en forma de saco llamada cápsula de Bowman, que rodea el glomérulo y que es una expansión en el extremo cerrado del túbulo renal.

La cápsula de Bowman está compuesta de dos capas de células: una capa interior que cubre estrechamente el glomérulo, y una capa externa que es continua con la capa interior y con la pared del túbulo renal. El túbulo renal pasa fuera de la cápsula de Bowman y es altamente flexible.

La cápsula de Bowman continúa por un conducto sinuoso denominado **túbulo contorneado proximal** que da paso a un tramo recto en el que las células epiteliales se hacen cúbicas, denominándose porción intermedia que da paso al **túbulo contorneado distal**. Este túbulo desemboca en el segmento intercalar, un tubo colector que ya no pertenece a la nefrona. Esta estructura, llamada **cápsula renal**, encierra un conjunto microscópico de capilares sanguíneos –**glomérulo**- que constituyen el corpúsculo renal.

La sangre fluye a través de las arteriolas y el **corpúsculo renal** (el componente de filtración inicial de una nefrona, también conocido como el corpúsculo de Malpighi), donde la sangre pasa a través de la pared interior de la cápsula y en el túbulo nefrona. Con este filtrado su composición se altera por la secreción de ciertas sustancias en ella y por la reabsorción selectiva de agua y otros constituyentes de la misma. El producto final es la orina, que se transporta a través de los túbulos colectores en la pelvis renal.

Túbulo renal

Se trata de una de las porciones en que se divide para su estudio la nefrona, la unidad funcional del riñón. El túbulo distal se divide en la porción ascendente gruesa del asa de Henle, donde está la mácula densa, y el túbulo contorneado distal. El túbulo renal finalmente conecta con el sistema de túbulos colectores que vierten la orina en la pelvis renal.

El sistema tubular renal es el encargado de reabsorber todas las sustancias útiles que se filtraron a nivel glomerular, tales como iones de sodio y potasio, glucosa, aminoácidos y agua, así como de excretar algunas otras nocivas tales como el ácido úrico.

Varios conductos colectores dentro de las pirámides medulares se unen para formar los conductos papilares, que drenan eventualmente en la **pelvis renal** a través de la papila medular. La orina se acumula entonces en la pelvis renal y drena fuera del riñón a través de la uretra.

La arteriola eferente lleva la sangre desde los capilares glomerulares para formar capilares peritubulares y forman un tejido alrededor de las porciones del túbulo renal que se encuentran en la corteza renal. Los capilares peritubulares recogen el agua y los nutrientes del filtrado en el túbulo y también liberan sustancias que se secretan en el túbulo para combinar con el filtrado en la formación de orina. Los capilares en última instancia, se funden en una vena interlobular, que transporta la sangre desde la región nefrona.

Los túbulos renales de nefronas vecinos vacían la orina en un conducto colector único. Aquí y en las porciones finales del túbulo contorneado distal (DCT), hay células que responden a las hormonas aldosterona y la hormona antidiurética (ADH), y hay células que secretan H+ en un esfuerzo para mantener el pH adecuado.

El **túbulo contorneado proximal** (TCP), sale de la cápsula glomerular como un tubo enrollado en la corteza renal. La pared del TCP consta de células cúbicas que contienen numerosas mitocondrias y tienen un borde lleno de microvellosidades densas que enfrentan el lumen (cavidad interior). Estas células apoyan las funciones de reabsorción y secreción.

El túbulo proximal se ha dividido (morfológica y funcionalmente) en dos porciones: contorneada (pars convoluta), la cual ocupa la corteza, y la porción recta (pars recta), en los rayos medulares de la corteza y la parte externa de la médula. Otra clasificación ha dividido el túbulo proximal en tres porciones: S1, S2 y S3. La porción contorneada correspondería a S1 y la primera parte de S2. La primera porción es la más fácil de identificar en los cortes histológicos, pues las células tienen citoplasma abundante, acidofílico y hay un borde en cepillo muy bien desarrollado. Contiene numerosas mitocondrias grandes y elongadas.

El **túbulo contorneado distal** o TCD, entra dentro de la corteza renal y desemboca en el conducto colector. Las células aquí son cuboidales con pocas microvellosidades. Es la porción más distal de la nefrona y es responsable de la reabsorción de sodio, agua y la secreción de potasio.

Se aproxima en un punto a la arteriola aferente, dando lugar a la formación del aparato yuxtaglomerular que está formado por un grupo de células secretoras endocrinas que producen la hormona renina. Estas células secretoras se diferencian a partir de las fibras musculares lisas de la túnica media de la arteriola y se denominan células yuxtaglomerulares. En el epitelio del túbulo contorneado distal también se diferencia un tipo de células más altas y oscuras que forman una mácula densa que regulan la producción de renina.

Asa de Henle. Las nefronas del riñón de los mamíferos poseen una modificación especial en la porción intermedia del tubo nefridial que se reduce hasta alcanzar un diámetro comparable con el de un capilar. En esta región tiene lugar un notable intercambio de sustancias. Las porciones ascendente y descendente se diferencian por su actuación sobre el ultrafiltrado.

El Asa de Henle, o túbulo recto distal, en forma de horquilla, gancho o asa, es la responsable de la reabsorción de agua, cloruro y sodio. La capacidad de concentrar la orina depende fundamentalmente de la longitud del asa de Henle, proporcionando a la nefrona la presión osmótica necesaria. La zona ascendente se continúa con el túbulo contorneado distal, mientras que la rama descendente lo hace con el túbulo contorneado proximal. La rama descendente baja desde la corteza hasta la médula y la ascendente vuelve a subir a la corteza.

Túbulo colector

El túbulo colector es parte del riñón al que también se conoce como el túbulo renal arqueado, o CNT. Se trata de una porción en forma de tubo en el sistema de conductos colectores del riñón; este sistema enlaza el túbulo contorneado distal con el conducto colector cortical. El túbulo colector ayuda a mantener los niveles adecuados de agua y electrolitos en el cuerpo en todo momento.

Los tubos colectores (la otra parte de la unidad funcional del riñón) comienzan en la corteza y transcurren hacia la médula por los rayos medulares, mientras reciben aferentes de varias nefronas, siendo los tubos colectores de la médula interna los que se fusionan con otros tubos colectores, hasta formar el conducto papilar (también denominado de Bellini) que es la última porción que desemboca en la papila renal formando el área cribosa. El epitelio es cúbico simple con núcleo redondo y central.

Existen dos tipos celulares, las principales o claras (más abundantes) y las intercalares u oscuras.

Nefrona

Este corpúsculo renal es la unidad funcional del riñón, la estructura que produce realmente la orina en el proceso de eliminación de residuos y el exceso de sustancias de la sangre. Hay cerca de 1.000.000 nefronas en cada riñón humano, y también se encuentra en otras especies.

La nefrona es la unidad estructural y funcional de los vertebrados. La región en la que tiene lugar el filtrado se denomina vascular, mientras que la región del vertido del ultrafiltrado se denomina visceral. En la cápsula de Bowman las nefronas se diferencian dos epitelios: el epitelio del interior de la cápsula y el epitelio visceral filtrador. El epitelio externo se denomina epitelio parietal y es un epitelio monoestratificado convencional. Al conjunto de nefrona junto a los tubos colectores del parénquima del riñón, se les denomina tubos nefridiales o uriníferos.

Cada nefrona consta de un cuerpo de filtrado, el corpúsculo renal, y un tubo de recogida de orina y de concentración, el **túbulo renal**. El **corpúsculo renal** es un ensamblaje de dos estructuras, los capilares glomerulares y la cápsula glomerular.

El **glomérulo** es una bola densa de capilares (capilares glomerulares) que se ramifica desde la arteriola aferente que entra en la nefrona. Dado que la sangre en los capilares glomerulares está bajo alta presión, las sustancias en la sangre que son suficientemente pequeñas como para pasar a través de los poros (fenestrae, o fenestraciones endoteliales) en las paredes de los capilares, son forzadas fuera y dentro de la cápsula glomerular. Los capilares glomerulares contienen la sangre que sale de la cápsula glomerular a través de la arteriola eferente.

La **cápsula glomerular** es un cuerpo en forma de copa que rodea los capilares glomerulares y recoge el material (filtrado) que es forzado a salir de los capilares glomerulares. El filtrado se acumula en el interior de la cápsula glomerular, el espacio capsular, que es una zona delimitada por una capa visceral interna (que se enfrenta a los capilares glomerulares) y una capa parietal externa. La capa visceral consiste en modificados simples de células escamosas epiteliales denominadas podocitos. Los podocitos adyacentes forman una malla densa que envuelve a los capilares glomerulares. Los espacios entre los pedicelos, llamados hendiduras de filtración, son aberturas en el espacio capsular que permiten el filtrado para entrar en la cápsula glomerular.

Hay dos tipos de nefronas:

1. Nefronas corticales, que representan el 85 por ciento de las nefronas en el riñón, y que tienen bucles nefrónicas que descienden ligeramente en la médula renal.
2. Nefronas yuxtamedulares que tienen lazos largos que descienden profundamente en la médula renal. Sólo estas nefronas tienen vasos rectos que atraviesan los bucles.

El **Aparato yuxtaglomerular** (JGA) es un área de la nefrona donde la arteriola aferente y la porción inicial del túbulo contorneado distal están en estrecho contacto. Aquí, ciertas células musculares lisas de la arteriola aferente, llamadas granulares yuxtaglomerulares (JG), actúan como células mecanorreceptoras que controlan la presión arterial en la arteriola aferente. En el túbulo contorneado distal adyacente, células especializadas llamadas mácula densa, actúan como quimiorreceptores que controlan la concentración de sodio y cloro en la orina en el interior del túbulo. En conjunto, estas células ayudan a regular la presión sanguínea y la producción de orina en la nefrona.

Funcionamiento de la nefrona humana

Filtración glomerular

Reabsorción tubular

La secreción tubular

Estos tres procesos, determinan la cantidad y la calidad de la orina.

Suministro de sangre y nervios

Dado que la función principal de los riñones es filtrar la sangre, un rico suministro de sangre llega por grandes arterias renales. La arteria renal de cada riñón entra en el hilio renal y en las arterias segmentarias y, a continuación, hacia las arterias interlobulares, que pasan entre las pirámides renales hacia la corteza renal. Estas arterias interlobulares luego se ramifican en las arterias arqueadas, que se curvan a medida que pasan a lo largo de la unión de la médula renal y la corteza. Las ramas de las arterias arqueadas, llamadas arterias interlobulillares, penetran en la corteza renal, donde otra vez se ramifican en arteriolas aferentes, que entran en los mecanismos de filtrado, o glomérulos de las nefronas.

La sangre que sale de las nefronas del riñón pasa a través de las venas que trazan el mismo camino, a la inversa. Las Interlobulillares y las venas segmentarias sucesivamente se mezclan y salen como una vena renal única.

Los nervios autónomos del plexo renal siguen la arteria renal en el riñón a través del hilio renal. Las fibras nerviosas siguen el patrón de ramificación de la arteria renal y sirven como fibras vasomotoras que regulan el volumen de sangre. Las fibras simpáticas constriñen las arteriolas (disminuyendo la producción de orina), mientras que las fibras parasimpáticas ocasionan que las numerosas arteriolas se dilaten (aumentando la producción de orina).

Filtración

Los riñones filtran aproximadamente una cuarta parte de la sangre que sale por el corazón todos los días. Esta sangre se envía a la planta de tratamiento del cuerpo del filtro, donde se purifica en los riñones y se distribuye en el resto del cuerpo. Parte del flujo de sangre se convierte en residuo líquido y se envía a la vejiga para su almacenamiento hasta que pueda ser convenientemente expulsado. Estos residuos se llaman orina.

Los riñones están situados en la parte superior del abdomen hacia la parte posterior para equilibrar los niveles de líquido del cuerpo, especialmente los niveles ácido/alcalino y las concentraciones de sales, minerales y otros materiales. La sangre se filtra, se purifica, es limpiada y ajustada veinticuatro horas todos los días. Una gran cantidad de flujo de sangre a través de estos órganos pasa diariamente, y alrededor de un cuarto de la producción llega al corazón. La sangre circula por los riñones veinte veces cada hora para la purificación. Alrededor de dos y medio litros de este flujo se convierte en orina, aunque la cantidad depende en gran medida del consumo de comida y bebida, nuestra actividad física y otros factores.

Filtración glomerular

Cuando la sangre entra en los capilares glomerulares, el agua y los solutos son forzados en la cápsula glomerular. El paso de células y moléculas se encuentran restringidos de la siguiente manera:

Los fenestras (poros) del endotelio capilar son grandes, permitiendo que todos los componentes del plasma de la sangre pasen excepto los glóbulos rojos, plaquetas y leucocitos.

Una membrana basal (que consta de material extracelular) que se encuentra entre el endotelio capilar y la capa visceral de la cápsula glomerular, bloquea la entrada de proteínas grandes en la cápsula glomerular.

Las hendiduras de filtración entre los pedicelos de los podocitos impiden el paso de las proteínas de tamaño medio en la cápsula glomerular.

La presión de filtración neta (NFP) determina la cantidad de filtrado que es forzado en la cápsula glomerular. El NFP, que se estima en alrededor de 10 mm Hg, es la suma de las presiones que promueven la filtración, menos la suma de los que se oponen a la filtración.

A continuación contribuyen a la NPF:

La presión hidrostática glomerular (presión de la sangre en el glomérulo) promueve la filtración.

La presión osmótica glomerular inhibe la filtración. Esta presión se crea como resultado del movimiento de agua y los solutos de los capilares glomerulares, mientras que las proteínas y células de la sangre permanecen. Esto aumenta la concentración de solutos (por lo tanto, disminuyendo la concentración de agua) en los capilares glomerulares y promueve el retorno de agua de los capilares glomerulares por ósmosis.

La presión hidrostática capsular inhibe la filtración. Esta presión se desarrolla como el agua se acumula en la cápsula glomerular. Cuanta más agua en la cápsula, mayor es la presión.

La tasa de filtración glomerular (TFG) es la velocidad a la que colectivamente el filtrado se acumula en el glomérulo de cada nefrona, aproximadamente 125 ml /min (180 litros /día), y que está regulada por:

La autorregulación renal que es la capacidad del riñón para mantener constante la TFG incluso cuando la presión sanguínea del cuerpo, fluctúa. La autorregulación se lleva a cabo por las células en el aparato yuxtaglomerular mediante la disminución o aumento de la secreción de una sustancia vasoconstrictora que se dilata o se contrae, respectivamente, de la arteriola aferente.

La regulación neural de la TFG se produce cuando las fibras vasoconstrictoras del sistema nervioso simpático contraen las arteriolas aferentes.

Dicha estimulación puede ocurrir durante el ejercicio, estrés, u otras condiciones de lucha o de vuelo y resulta en una disminución en la producción de orina.

El control hormonal de la TFG se lleva a cabo por el mecanismo de renina / angiotensinógeno. Cuando las células del aparato yuxtaglomerular detectan una disminución en la presión sanguínea en la arteriola aferente o una disminución de soluto (Na + y Cl -), las concentraciones en el túbulo distal secretan la enzima renina.

La renina convierte el angiotensinógeno (una proteína del plasma producida por el hígado) en angiotensina I. La angiotensina I a su vez se convierte en angiotensina II por la enzima convertidora de angiotensina (ACE), una enzima producida principalmente por el endotelio capilar en los pulmones.

La angiotensina II circula en la sangre y aumenta la TFG de la siguiente manera:

Constricción de los vasos sanguíneos de todo el cuerpo, haciendo que la presión arterial aumente.

La estimulación de la corteza suprarrenal para secretar aldosterona, una hormona que aumenta la presión arterial al disminuir la producción de agua por los riñones.

Reabsorción tubular

En los riñones sanos, casi todas las sustancias deseables orgánicas (proteínas, aminoácidos, glucosa) son reabsorbidas por las células que recubren el tubo renal. Estas sustancias luego pasan a los capilares peritubulares que rodean el túbulo. La mayoría del agua (generalmente más de 99 por ciento de la misma) y muchos iones son reabsorbidos también, pero las cantidades se regulan de modo que la concentración de volumen de sangre, la presión, y de iones se mantienen dentro de los niveles requeridos para la homeostasis.

Las sustancias reabsorbidas pasan de la luz del túbulo renal hacia el lumen de un capilar peritubular. Tres membranas son atravesadas:

La membrana luminal, o el lado de las células de los túbulos que se enfrenta el lumen del túbulo.

La membrana basolateral, o el lado de las células de los túbulos que se enfrentan a los líquidos intersticiales.

El endotelio de los capilares.

Las uniones estrechas entre las células del túbulo evitan la fuga de sustancias entre las células. El movimiento de sustancias hacia fuera del túbulo, entonces, debe ser a través de las células, ya sea por transporte activo (que requiere ATP) o por procesos de transporte pasivo. Una vez fuera del túbulo y en los fluidos intersticiales, las sustancias se mueven hacia los capilares peritubulares.

La reabsorción de la mayoría de las sustancias desde el túbulo a los fluidos intersticiales requiere una proteína de transporte unida a la membrana que lleva estas sustancias a través de la membrana celular túbulo por transporte activo.

Cuando todas las proteínas de transporte disponibles están siendo utilizadas, la tasa de reabsorción de transporte alcanza un máximo (Tm), y las sustancias que no pueden ser transportadas se pierde en la orina.

ELEMENTOS RELACIONADOS

ERITROPOYETINA

La principal función de la eritropoyetina es mantener el número de eritrocitos y la concentración normal de hemoglobina en sangre y recuperar los valores normales después de una hemorragia. Después del nacimiento, la eritroproyetina se produce fundamentalmente en el riñón y, en menor medida, en el hígado y otros tejidos. El suministro de O2 a las células de la corteza renal productoras de eritropoyetina regula la secreción de esta hormona. Cuanto menor es el aporte de O2, mayor es la secreción de eritropoyetina.

La angiotensina II aumenta la producción de eritropoyetina en el riñón y además es un factor de crecimiento de las células progenitoras hematopoyéticas. El resultado es un aumento de la eritropoyesis.

VASOPRESINA (hormona antidiurética (ADH), o arginina vasopresina (AVP)

Se libera desde la neurohipófisis, y regula la reabsorción del agua aumentando la permeabilidad de las células en el túbulo contorneado distal y a lo largo del túbulo colector. Aumentar la permeabilidad implica que más agua retorna al plasma sanguíneo y por lo tanto su volumen aumenta. Cuando la hormona no ha sido secretada, las paredes se vuelven prácticamente impermeables al agua y la reabsorción es mínima. Si la reabsorción es baja, se secreta más líquido hacia el exterior en forma de orina y el volumen sanguíneo disminuye. Se trata en esencia de una hormona liberada principalmente en respuesta a cambios en la osmolaridad sérica o en el volumen sanguíneo. También conocida como argipresina, hace que los riñones conserven agua mediante la concentración de orina y la reducción de su volumen, estimulando la reabsorción de agua y sales.

ALDOSTERONA

La aldosterona es una hormona segregada por las glándulas suprarrenales y ayuda al cuerpo a regular la presión arterial. La aldosterona aumenta la reabsorción de sodio y agua y la liberación de potasio en los riñones. Esta acción eleva la presión arterial y estimula los túbulos colectores para que reabsorban sodio y cloruro a la vez que secretan más potasio. La consecuencia osmótica de este proceso es la disminución de la secreción de agua, lo cual incrementa el volumen sanguíneo y a la vez la presión.

PÉPTIDO NATRIURÉTICO AURICULAR

Es una hormona que, además de ser un potente vasodilatador, inhibe la reabsorción de sodio y agua en el túbulo contorneado proximal y en el túbulo colector. También suprime la secreción de aldosterona y vasopresina, además de aumentar la secreción de sodio en la orina. Todos estos procesos disminuyen el volumen sanguíneo y por lo tanto la presión arterial.

RENINA

La renina es una enzima segregada por células renales especiales cuando existe una disminución en los niveles de sodio o volemia baja.

La renina tiene dos funciones:

* Regular el volumen de sangre que entra en los glomérulos. Cuanto mayor es la concentración de renina menor es el volumen de sangre filtrada y menos orina se produce.

* Regular la producción de aldosterona en las glándulas suprarrenales. Esta hormona actúa en otras zonas del túbulo contorneado distal

La renina también juega un papel en la secreción de aldosterona. Cuando se produce la disminución de sodio o del volumen sanguíneo o hay una activación del S.N. simpático, se produce una estimulación de la mácula densa con producción de renina.

VITAMINA D

La vitamina D, se forma o se produce en forma activa -D3- en el riñón.

CAPÍTULO 2

PATOLOGÍA DE LA LITIASIS RENAL

Cálculos renales (litiasis renal)

Un cálculo renal es un material duro, compuesto de minerales cristalinos formados dentro del riñón o del tracto urinario. La enfermedad de tener cálculos renales se denomina nefrolitiasis, mientras que tener piedras en cualquier ubicación en el tracto urinario se refiere como urolitiasis, siendo la ureterolitiasis un término que se utiliza para referirse a cálculos localizados en los uréteres.

Los cálculos renales son una causa común de la sangre en la orina (hematuria).

El tipo más común de cálculo renal contiene calcio en combinación con oxalato o fosfato y alrededor del 75% de los cálculos renales son piedras de calcio. Otros compuestos químicos que pueden formar piedras en el tracto urinario incluyen ácido úrico, fosfato amónico magnésico (que forma los cálculos de estruvita), y el aminoácido cistina.

Causas

Los cálculos renales se forman cuando hay una disminución en el volumen de orina y / o un exceso de sustancias formadoras de piedra en la orina. Los factores dietéticos y hereditarios también están relacionados con la formación de cálculos, lo mismo que las personas con ciertas condiciones médicas, y los que toman ciertos medicamentos (diuréticos y antiácidos) o suplementos.

La deshidratación, la ingesta de líquidos reducida o el ejercicio extenuante sin reposición adecuada de líquidos, aumentan el riesgo de cálculos renales. La obstrucción del flujo de orina también puede conducir a la formación de cálculos. A este respecto, el clima puede ser un factor de riesgo para el desarrollo de cálculos renales, ya que los residentes de zonas calientes y secas son más propensos a deshidratarse y susceptibles a la formación de cálculos.

Una serie de diferentes enfermedades pueden conducir a un mayor riesgo de desarrollar cálculos renales:

Gota. Es el resultado de un aumento crónico de la cantidad de ácido úrico en la sangre y en la orina y puede conducir a la formación de cálculos de ácido úrico.

Hipercalciuria. Los niveles altos de calcio en la orina, otra enfermedad hereditaria, produce piedras en más de la mitad de los casos. En esta condición, demasiado calcio se absorbe de los alimentos y se excreta en la orina, donde se puede formar fosfato de calcio o de oxalato de calcio.

Otras enfermedades asociadas con un mayor riesgo de cálculos renales incluyen el hiperparatiroidismo, enfermedades renales tales como la acidosis tubular renal, y otras enfermedades hereditarias metabólicas, incluyendo la cistinuria y la hiperoxaluria.

Las enfermedades crónicas como diabetes e hipertensión, también se asocian con un mayor riesgo de desarrollar cálculos renales.

Las personas con enfermedad intestinal inflamatoria también son más propensas a desarrollar cálculos renales.

Los que hayan sido objeto de bypass intestinal o una ostomía, también están en mayor riesgo de cálculos renales.

Algunos medicamentos también aumentan el riesgo de cálculos renales como algunos diuréticos, antiácidos que contengan calcio, y el inhibidor de la proteasa indinavir (Crixivan), un medicamento utilizado para tratar la infección por el VIH.

Los factores dietéticos y algunas prácticas pueden aumentar el riesgo de formación de cálculos en personas susceptibles, lo que incluye una alta ingesta de proteína animal, una dieta alta en sal, el consumo excesivo de azúcar, el exceso de suplementos de vitamina D y la ingesta excesiva de las que contienen oxalato, como la espinaca. Curiosamente, los niveles bajos de ingesta de calcio en la dieta pueden alterar el equilibrio de oxalato cálcico y el resultado en el aumento de la excreción de oxalato y una propensión a formar cálculos de oxalato.

Los antecedentes familiares de cálculos renales es también un factor de riesgo para desarrollar cálculos renales. Los cálculos renales son más frecuentes en los asiáticos y los caucásicos que en los nativos americanos, africanos o afro-americanos.

En los residentes de los países industrializados, los cálculos renales son más frecuentes que los cálculos en la vejiga. Lo contrario es cierto para los residentes de zonas en desarrollo del mundo, donde las piedras de vejiga son los más comunes. Esta diferencia se cree que está relacionada con factores dietéticos. Las personas que viven en las regiones del sur o suroeste de los EE.UU. tienen una mayor tasa de formación de cálculos renales que las que viven en otras áreas.

Durante las últimas décadas, el porcentaje de personas con cálculos renales en los EE.UU. ha ido en aumento, y la razón de esto no está bien entendida. Se especula con factores dietéticos, abundancia de calcio y carencia de magnesio, o poco consumo de agua, que es sustituida por cerveza o vino.

La mayoría de las piedras urinarias se desarrollan en personas de 20-49 años de edad, y los que son propensos a múltiples ataques de cálculos renales usualmente desarrollan sus primeras piedras durante la segunda o tercera década de la vida. Las personas que ya han tenido más de una piedra en el riñón son propensas a desarrollar cálculos posteriores.

Las piedras del tracto urinario son más comunes en hombres que en mujeres y se estima que alrededor del 12% de los hombres y el 7% de las mujeres en los EE.UU. desarrollan cálculos en el tracto urinario en algún momento de sus vidas. Cerca de 20 millones de personas buscan atención médica cada año a causa de cálculos renales.

Cualquier persona puede desarrollar un cálculo renal, pero las personas con ciertas enfermedades y condiciones o los que están tomando ciertos medicamentos, son más susceptibles a su desarrollo

Los cálculos renales también pueden ocasionar infecciones en el tracto urinario, conocidas como cálculos de estruvita o infección.

Anormalidades metabólicas, incluyendo trastornos hereditarios del metabolismo, pueden alterar la composición de la orina y aumentar el riesgo de un individuo de formación de cálculos.

Diagnóstico

El diagnóstico de los cálculos renales se sospecha cuando hay un patrón típico de síntomas   y cuando se excluyen otras posibles causas del dolor abdominal o en el flanco. Las pruebas de imagen se realizan para confirmar el diagnóstico.

Una tomografía computarizada helicoidal sin contraste, es la prueba más común para detectar cálculos o una obstrucción en el tracto urinario. Anteriormente, una pielografía intravenosa (PIV), una radiografía del abdomen junto con la administración del medio de contraste en el torrente sanguíneo, fue la prueba más utilizada para detectar cálculos en las vías urinarias, pero esta prueba tiene un mayor riesgo de complicaciones, requiere más tiempo, e implica mayor exposición a la radiación que lo contrastado mediante escáner TAC helicoidal, que ha demostrado además ser una herramienta de diagnóstico significativamente más eficaz que el PIV en el diagnóstico de los cálculos renales o del tracto urinario.

En las mujeres embarazadas o las que deben evitar la exposición a radiaciones, se puede emplear ultrasonidos para ayudar a establecer el diagnóstico.

La mayoría de los cálculos renales pasará a través del uréter a la vejiga por sí mismos con el tiempo.

Causas

Los cálculos renales se forman cuando hay una disminución en el volumen de orina y / o un exceso de sustancias formadoras de piedra en la orina. El tipo más común de cálculo renal contiene calcio en combinación con oxalato o fosfato. Alrededor del 75% de los cálculos renales son piedras de calcio. Otros compuestos químicos que pueden formar piedras en el tracto urinario incluyen fosfato amónico magnésico (que forma los cálculos de estruvita, véase más adelante), y el aminoácido cistina. Los cálculos renales de ácido úrico son más comunes en las personas con niveles de ácido úrico crónicamente elevados en la sangre (hiperuricemia).

La deshidratación, la ingesta de líquidos reducida o el ejercicio extenuante sin reposición adecuada de líquidos, aumenta el riesgo de cálculos renales. La obstrucción del flujo de orina también puede conducir a la formación de cálculos. A este respecto, el clima puede ser un factor de riesgo para el desarrollo de cálculos renales, ya que los residentes de zonas calientes y secas son más propensos a deshidratarse y susceptibles a la formación de cálculos.

Los cálculos renales también pueden ocasionar infecciones en el tracto urinario, conocidas como   cálculos de estruvita o infección. Anormalidades metabólicas, incluyendo trastornos hereditarios del metabolismo, pueden alterar la composición de la orina y aumentar el riesgo de un individuo de formación de cálculos.

Una serie de diferentes enfermedades pueden conducir a un mayor riesgo de desarrollar cálculos renales:

Gota. Es el resultado de un aumento crónico de la cantidad de ácido úrico en la sangre y en la orina y puede conducir a la formación de cálculos de ácido úrico.

Hipercalciuria. Los niveles altos de calcio en la orina, otra enfermedad hereditaria, produce piedras en más de la mitad de los casos.   En esta condición, demasiado calcio se absorbe de los alimentos y se excreta en la orina, donde se puede formar fosfato de calcio o de oxalato de calcio.

Otras enfermedades asociadas con un mayor riesgo de cálculos renales incluyen el hiperparatiroidismo, enfermedades renales tales como la acidosis tubular renal, y otras enfermedades hereditarias metabólicas, incluyendo la cistinuria y la hiperoxaluria.

Las enfermedades crónicas como diabetes e hipertensión, también se asocian con un mayor riesgo de desarrollar cálculos renales.

Las personas con enfermedad intestinal inflamatoria también son más propensas a desarrollar cálculos renales.

Los que hayan sido objeto de bypass intestinal o una ostomía, también están en mayor riesgo de cálculos renales.

Algunos medicamentos también aumentan el riesgo de cálculos renales como algunos diuréticos, antiácidos que contengan calcio, y el inhibidor de la proteasa indinavir (Crixivan), un medicamento utilizado para tratar la infección por el VIH.

Los factores dietéticos y algunas prácticas pueden aumentar el riesgo de formación de cálculos en personas susceptibles. En particular, la ingestión de líquidos inadecuada predispone a la deshidratación, lo cual es un importante factor de riesgo de formación de cálculos. Otras prácticas dietéticas que pueden aumentar el riesgo de un individuo de formar cálculos renales incluyen una alta ingesta de proteína animal, una dieta alta en sal, el consumo excesivo de azúcar, el exceso de suplementos de vitamina D y la ingesta excesiva de las que contienen oxalato alimentos como la espinaca. Curiosamente, los niveles bajos de ingesta de calcio en la dieta pueden alterar el equilibrio de calcio oxalato y el resultado en el aumento de la excreción de oxalato y una propensión a formar cálculos de oxalato.

Un pequeño número de mujeres embarazadas (aproximadamente uno de cada 1.500-3.000 embarazos) desarrollan cálculos renales, y hay una cierta evidencia de que el embarazo está relacionado con el aumento en la formación de cálculos. Los factores que pueden contribuir a la formación de cálculos durante el embarazo incluyen una ralentización del paso de la orina debido a los niveles de progesterona y el aumento de la ingesta de líquidos disminuida debido a una disminución de la capacidad de la vejiga del útero en crecimiento. Las mujeres sanas embarazadas también tienen un leve aumento en la excreción urinaria de calcio. Sin embargo, no queda claro si los cambios del embarazo son directamente responsables de la formación de cálculos renales o si estas mujeres tienen un factor subyacente que las predispone a la formación de cálculos renales.

Síntomas

Mientras que algunas piedras en el riñón pueden no producir síntomas (conocida como piedras "silenciosas"), las personas que tienen cálculos renales a menudo informan de la aparición repentina de un dolor intenso, calambres en la espalda baja y / o lateral, la ingle o el abdomen. Los síntomas de cálculos renales incluyen dolor en el costado (que puede ser muy intenso) y sangre en la orina (hematuria).

Los cambios en la posición del cuerpo no alivian el dolor. El dolor abdominal, la ingle, y / o dolor de espalda, crecen y decrecen en intensidad, algo característico del dolor cólico (el dolor se refiere a veces como cólico renal). Puede ser tan grave que se acompaña a menudo por náuseas y vómitos. El dolor ha sido descrito por muchos como el peor dolor de su vida, incluso peor que el dolor del parto o huesos rotos.

Si la infección está presente en el tracto urinario junto con las piedras, puede haber fiebre y escalofríos. A veces, los síntomas como dificultad para orinar, urgencia urinaria, dolor en el pene, o dolor testicular, pueden ocurrir debido a cálculos renales.

Tratamiento convencional

La mayoría de los cálculos renales eventualmente pasan a través del tracto urinario por su cuenta dentro de las 48 horas, con una ingesta de líquidos abundantes. Médicamente se emplea Ketorolaco, un fármaco inyectable antiinflamatorio, y narcóticos para controlar el dolor cuando los medicamentos de venta libre no son eficaces. Los medicamentos intravenosos contra el dolor pueden ser eficaces cuando hay también náuseas y vómitos.

El tratamiento en casa puede ser considerado en pacientes que tienen antecedentes conocidos de cálculos renales. Como la mayoría de las piedras del riñón, con el tiempo, pasarán a través del uréter a la vejiga por sí mismos, el tratamiento se dirige hacia el control de síntomas. La atención domiciliaria en este caso incluye el consumo de abundantes líquidos. ibuprofeno como anti-inflamatorio, pero en ocasiones se necesitarán remedios más fuertes.

Hay varios factores que influyen en la capacidad para expulsar una piedra. Estos incluyen el tamaño de la persona, el paso anterior de otras piedras, el agrandamiento de la próstata, el embarazo, y el tamaño de la piedra. Una piedra de 4 mm tiene un 80% de probabilidades de transición, mientras que una piedra 5 mm tiene una probabilidad del 20%. Las piedras de más de 9 mm-10 mm raramente pasan sin tratamiento específico.

Algunos medicamentos se han utilizado para aumentar las tasas de paso de los cálculos renales. Estos incluyen los bloqueadores de los canales de calcio, como nifedipina, y alfa-bloqueadores como tamsulosina. Estos medicamentos pueden ser prescritos a algunas personas que tienen cálculos que no pasan rápidamente a través del tracto urinario.

Para los cálculos renales que no se expulsan normalmente, se emplea la litotricia. En este procedimiento, las ondas de choque se utilizan para romper una piedra de gran tamaño en partes más pequeñas que luego pueden pasar a través del sistema urinario. En la expulsión de estos microcálculos hay dolor repetido.

Las técnicas quirúrgicas se han desarrollado también para eliminar cálculos renales cuando otros métodos de tratamiento no son eficaces. Esto se puede hacer a través de una pequeña incisión en la piel (nefrolitotomía percutánea) o a través de un instrumento conocido como un ureteroscopio que pasa a través de la uretra y la vejiga hasta el uréter.

El manitol, un edulcorante, se emplea al 20 % como diurético osmótico en situaciones agudas, como el síndrome nefrótico al actuar sobre el glomérulo de la nefrona, facilitando la filtración de agua y aumentando así su excreción.

Prevención

En lugar de tener que someterse a tratamiento, lo mejor es evitar los cálculos renales en primer lugar cuando sea posible. Puede ser especialmente útil beber más agua, ya que la ingesta de líquidos y deshidratación son los principales factores de riesgo de formación de cálculos renales.

Dependiendo de la causa de las piedras en el riñón y la historia médica de una persona, cambios en la dieta o ciertos medicamentos se recomiendan a veces para disminuir la probabilidad de desarrollar cálculos renales adicionales. Si se ha expulsado una piedra, puede ser de gran ayuda que se analice en un laboratorio para determinar el tipo exacto de piedra, así como las medidas específicas de prevención.

Para las personas que tienen tendencia a formar cálculos renales de oxalato de calcio, se puede aconsejar que limiten el consumo de alimentos ricos en oxalato, como espinaca, ruibarbo, acelga, remolacha, germen de trigo y maní.

Pronóstico

La mayoría de los cálculos renales pasarán por sí mismos, sin apenas dolor, y hay tratamientos exitosos para eliminar grandes piedras o cálculos que no pasan. Las personas que han tenido un cálculo renal se mantienen en riesgo de cálculos toda su vida.

CAPÍTULO 3

TRATAMIENTO NATURAL DE LA LITIASIS RENAL

Causas según la medicina natural

La frecuencia de los cólicos renales es de 1 por cada 1000 adultos, aunque se cree que al menos un 1% de la población tienen cálculos en el riñón asintomáticos. La causa de la formación de cálculos en los conductos urinarios o en el riñón hay que buscarlas, una vez más, en la mala calidad de vida. El desprecio del agua como bebida indispensable, siendo sustituida por gaseosas o bebidas alcohólicas, el excesivo consumo de mariscos y carnes de mamíferos, algunos medicamentos (entre ellos el ácido ascórbico o vitamina C), así como la vida sedentaria, son algunas de las causas que provocan la acumulación de sustancias de desecho que cristalizan en el aparato urinario.

La frecuencia de los cálculos urinarios es mayor en el varón y se da sobre todo en la edad media de la vida. El tamaño oscila mucho y abarca desde arenillas apenas perceptibles, a otros que pueden llenar la pelvis renal y obstruir los uréteres. Con frecuencia los movimientos de un cálculo pueden provocar infecciones y hemorragias, e incluso obstruir totalmente la emisión de orina.

Las arenillas y cálculos pequeños se eliminan con facilidad o espontáneamente, son silenciosos, y apenas suelen dejar complicaciones, salvo pequeñas hemorragias. Los de gran tamaño pueden permanecer muchos años en el interior de la pelvis renal sin producir malestar, salvo ligeros dolores lumbares y albuminuria en la orina.

El llamado **cólico nefrítico** se produce a causa del movimiento migratorio de un cálculo de gran tamaño y comienza por un fuerte dolor en la región lumbar, el cual se va irradiando hacia la ingle, abdomen inferior, genitales y cara interna del muslo. El paciente se retuerce de dolor en un intento de encontrar una postura que le alivie (el movimiento es una defensa del organismo que no hay que limitar) y con frecuencia hay vómitos, escalofríos muy intensos, sudores abundantes, deseos de orinar e incluso shock. Una simple presión mediante reflexoterapia podal confirmará el diagnostico fácilmente. El riñón afectado puede quedar sin función durante algún tiempo posterior a la expulsión del cálculo.

Tratamiento:

Para aliviar el dolor el mejor tratamiento es la inmersión en una bañera de **agua muy caliente**. Este sencillo procedimiento permite al paciente serenarse lo suficiente. Si se añaden al agua esencias de enebro, abedul y geranio la mejoría es más duradera.

En plena crisis y también para provocar la expulsión del cálculo, se tomarán 50 gotas de extracto de *Rompepiedras* y dos comprimidos de *Harpagofito* cada dos o tres horas; por supuesto, bebiendo abundante agua si no hay obstrucción. Hierbas complementarias para lograr una curación definitiva son el *ortosifón, diente de león, arenaria, vara de oro y rabos de cereza.* De especial interés es el uso de la Grama, que se utilizará con posterioridad al cólico para disolver los cálculos de gran tamaño.

Las compresas calientes de arcilla en la zona renal afectada y la reflexoterapia bien realizada, ayudan bastante a la curación, lo mismo que moverse e incluso saltar. Posteriormente y para corregir la posible infección renal, se tomarán infusiones de gayuba.

Limpieza de riñón según la Dra. Clark

La doctora Clark llegó a la conclusión que en última instancia la causa de todas las enfermedades son los parásitos, presentes en el cuerpo de todas las personas. Generalmente, el cuerpo los excreta cuando están en sus fases iniciales y no llegan a adultos en nuestros cuerpos, salvo cuando en nuestro cuerpo hay abundancia de tóxicos o solventes como el benceno o el alcohol isopropílico (muy utilizado en la limpieza de lentes de objetivos fotográficos y todo tipo de ópticas. Sirve para limpiar contactos de aparatos electrónicos, ya que no deja marcas y es de rápida evaporación. También se usa en la limpieza de cabezas magnéticas en aparatos de vídeo y audio).

Elementos necesarios

Extracto de cereza negra de 240 ml (contiene únicamente la carne y el hueso de la cereza. Ayuda a eliminar el ácido úrico de los riñones)

Raíz de hortensia. Es fundamental para la disolución de los cálculos renales y para evitar su formación.

Ulmaria (reina de los prados) Aumento de la función renal.

Malvavisco o raíz de altea. Se emplea para cistitis, litiasis renal, uretritis y gastritis.

Cápsulas de óxido de magnesio (laxante).

1 Raíz de jengibre (elimina el metilmalonato que obstruye los riñones. El metilmalonato es también la causa de fallo o insuficiencia renal y quistes en el riñón).

Extracto de Vara de Oro (diurética y antihongos).

Uva ursi-gayuba (desinfectante urinario).

Vitamina B6 (moviliza los cálculos anclavados).

La duración de la limpieza es de 3 semanas, aunque es más efectivo si se realiza durante 6 semanas. Es conveniente realizar dos limpiezas de riñón al año.

Detalle de las plantas medicinales:

ROMPEPIEDRAS *(Lepidium latifolium)*

Botánica:

Se le conoce también como *Lepidio.* Pertenece a las Coníferas y se trata de un pequeño arbusto de 60 cm de altura que se encuentra en zonas oscuras, húmedas y frescas. Con tallo erecto y hojas esparcidas, tiene pequeñas flores blancas.

Partes utilizadas:

Se emplea toda la planta.

Composición:

Esencia sulfurada y mirosina.

Usos medicinales:

Es muy eficaz para eliminar cálculos renales, posiblemente la hierba de efecto más rápido, especialmente en extracto. Un cálculo enclavado en el uréter puede eliminarse en poco menos de 30 minutos tomando 50 gotas en un vaso lleno de agua.

Otros usos:

Como depurativo, en la hipertrofia prostática y las hiperuricemias.

Toxicidad:

No se conoce.

HARPAGOFITO *(Garra del diablo)*

Harpagophytum procumbens

Botánica:

Pertenece a las Pedaliáceas. Se trata de un fruto ramoso y leñoso equipado con barbas que parecen una garra. Crece en terrenos arenosos y arcillosos, junto a los caminos. Los brotes salen de la raíz primaria y yacen sobre el suelo. Se cultiva industrialmente en países africanos en terrenos muy profundos de suelo arenoso y arcilloso, generalmente cerca de los caminos que bordean lugares húmedos. Los brotes salen de una raíz tuberosa primaria de hasta 150 cm. de largo que se arrastra por el suelo. Sus hojas son pecioladas, erectas y lobuladas, mientras que de las axilas crecen flores de un color púrpura intenso similares a las del Digital. A lo largo de los bordes de las raíces existen unas protuberancias que se enganchan a las patas de los animales y gracias a ello se diseminan sin problemas.

En las raíces secundarias es donde se encuentran la mayor cantidad de principios medicinales activos, pero se hayan al menos a 60 cm. de profundidad y en ocasiones pueden llegar al metro.

Partes utilizadas:

Yemas y raíces

Composición:

Procúmbico, harpagoquinona, harpagósido, harpágido, flavonoides, esteroles, estaquiosa y ácidos triterpénicos.

Usos medicinales:

Antiinflamatorio. Es el remedio natural más empleado en las afecciones reumáticas, superando en la mayoría de los casos a los compuestos químicos.

Su ausencia de efectos secundarios y el hecho de que la curación llegue por la regeneración y no por el efecto analgésico, le hacen ser un antirreumático de primer orden.

Tiene efectos analgésicos moderados y es eficaz en artrosis, artritis reumatoide y gota. No solamente se tolera bien a nivel gástrico sino que ejerce un efecto favorable en las afecciones gastrointestinales.

Otros usos:

Mejora las neuralgias, la prostatitis, el adenoma de próstata y el exceso de colesterol. También en litiasis renal.

Toxicidad:

Aunque no tiene toxicidad no administrar en el embarazo.

ORTOSIFÓN *(Orthosiphon stamineus)*

El ortosifón o "té de Java" es originario de Malasia e Indonesia donde se le conoce también como bigotes de gato.

Composición:

En fitoterapia se utilizan sus hojas por su riqueza en flavonoides, polifenoles, aceites esenciales y potasio.

Usos medicinales:

Se emplea ancestralmente para tratar las enfermedades renales y de la vesícula, así como para drenar o depurar al organismo.

Es un potente diurético, indicado para acelerar la pérdida de peso en regímenes de control de peso, estimulando la eliminación de la grasa acumulada en las células. Aumenta la eliminación renal de los líquidos, la urea y el ácido úrico.

Debido a su acción drenante, favorece la eliminación de cálculos biliares y renales. Asimismo, está indicado para prevenir las recaídas de cólicos nefríticos. En asociación con el harpagofito, constituye un buen tratamiento de la gota.

VARA DE ORO *(Solidago virgaurea)*

Botánica:

Pertenece a las Compuestas. De tallo con flores doradas, raíz cilíndrica muy profunda, se encuentra en terrenos secos de zonas boscosas, entre arbustos, en dunas y pedregales. Crece hasta 25 cm., aunque puede llegar hasta el metro.

Partes utilizadas:

Se emplean las sumidades floridas y las hojas.

Composición:

Flavonoides, cumarinas, taninos, ácido fenólico, saponinas e inulina.

Usos medicinales:

Se emplea preferentemente como diurética, antiséptica y antiinflamatoria de las vías urinarias. Refuerza la pared venosa y mejora las varices y los edemas. Tiene efectos favorables en diarreas, enteritis, obesidad e hipertensión. Es sedante suave, disuelve los cálculos renales y externamente se puede emplear para aftas bucales y heridas.

Otros usos:

Parece ser que macerada en vino es mucho más eficaz que en infusión.

Toxicidad:

No tiene toxicidad.

ARENARIA *(Spergularia rubra)*

Botánica:

Género de plantas Alsináceas con cáliz de cinco sépalos unidos por la base, corola de cinco pétalos enteros, diez estambres, tres pistilos y fruto en cápsula con numerosas semillas. Se encuentra en regiones templadas de altas montañas.

Partes utilizadas:

Se emplean las hojas.

Composición:

Sales minerales, flavonoides, y saponinas.

Usos medicinales:

Como diurética disuelve y elimina los cálculos renales. Es diurética, antiséptica y sedante de las vías urinarias. Ligeramente hipotensora, elimina el ácido úrico y alivia el reumatismo. Tiene sinergia con el Rompepiedras en la litiasis renal. Aunque presenta similitud con el Rompepiedras, la Arenaria es más eficaz en edemas, cistitis, gota y oligurias.

Otros usos:

Cistitis.

Toxicidad:

No tiene toxicidad.

DIENTE DE LEÓN *(Taraxacum officinale)*

Botánica:

Planta herbácea de porte en roseta y raíz carnosa. Tiene hojas de contorno aovado, dentadas y de la roseta surgen uno o varios tallos huecos, con látex, sin hojas hasta los 50 cm. de altura. Cuando maduran las flores se curva el receptáculo y sobre éste se encuentran los pequeños frutos, provistos de un vilano en forma de paraguas que se disemina con el viento. Las semillas podemos plantarlas en nuestro jardín y recoger dos veces al año una gran cantidad de esta apreciada lechuga medicinal.

Partes utilizadas:

En infusión se emplean las hojas.

Composición:

Hojas: flavonoides, vitaminas y cumarinas.

Raíces: inulina, resina y amargos.

Usos medicinales:

Colagogo y colerético, diurético, digestivo, depurativo. Las hojas tiernas y jóvenes son un exquisito plato como ensalada, además de muy nutritivo. El único requisito es lavarlas bien para quitarles ligeramente su amargor.

En medicina natural se emplea preferentemente como colagogo y colerético, además de utilizarse en todas las hepatopatías, siendo uno de los mejores remedios que existen para estas patologías. Disuelve y elimina los cálculos biliares y es un excelente e inocuo diurético. Se puede emplear también en arteriosclerosis, estreñimiento, obesidad, reumatismo y gota, así como en las enfermedades de piel. No se debe confundir con la Cerraja y el Cerrajón, ambas de la misma familia, aunque éstas últimas son más adecuadas para el ganado.

Otros usos:

Con sus raíces tostadas se prepara en muchos lugares de Iberoamérica un sucedáneo del café mucho más saludable y barato. En épocas de penuria económica algunos pueblos han podido sobrevivir comiendo solamente ésta planta en su totalidad. La savia del látex aplicada directamente elimina las verrugas.

Toxicidad:

No tiene toxicidad.

GRAMA *(Agropyron repens)*

Botánica:

Esta Gramínea crece en lugares arcillosos sin cultivar y a lo largo de cualquier muro. De sus rizomas rastreros salen tallos verticales de 80 cm. de altura.

Partes utilizadas:

Se emplea el rizoma seco o fresco

Composición:

Contiene potasio, sílice y fructosanos.

Usos medicinales:

Diurética. Es un buen remedio para las infecciones urinarias. Aumenta la cantidad de orina, calma los dolores en la cistitis y ayuda a eliminar los cálculos renales. Mejora, por tanto, la gota y el reumatismo.

Otros usos:

Se le han encontrado efectos positivos en las hepatopatías. Tiene sinergia con la Gayuba.

Toxicidad:

No tiene toxicidad.

NUTRIENTES

En cuanto a los alimentos, tienen alguna validez el mijo, los berros, la achicoria, el melocotón, el tomate, los puerros y las patatas, así como la vitamina A.

ACHICORIA *(Cichorium intybus)*

Botánica:

Pertenece a la familia de las Compuestas. De tallos muy resistentes, esta planta ramificada la podemos encontrar cerca de los caminos de suelo calcáreo, en lugares baldíos soleados. Tiene hojas dentadas y las superiores abrazan al tallo el cual llega a crecer en la variedad cultivada hasta 10 cm. de altura. Son vellosas, mientras que sus flores de color azul pálido se distribuyen en pequeños racimos que salen de las axilas. Las flores se cierran con la luz.

Se la conoce también como Chicoria o Hierba de café

La **endibia** y **la escarola**, aunque más sabrosas por ser menos amargas, pierden la mayor parte de los nutrientes y sus cualidades al privárselas parcialmente de la luz solar.

Partes utilizadas:

Se emplean las hojas y las raíces.

Composición:

Inulina y ácido isoclorogénico en la raíz.

Ácido chicorésico en las hojas.

Hierro, potasio y lactonas sesquiterpénicas en el tallo.

Usos medicinales:

Muy eficaz en las afecciones biliares, las dispepsias, la falta de apetito y el estreñimiento. Mejora la hipertensión y la falta de orina, siendo eficaz en la gota y la artritis.

La raíz tiene efecto antibiótico, es energizante y ayuda a expulsar parásitos intestinales. Favorece la circulación y elimina los depósitos grasos en ellas, bajando la tensión en los hipertensos y mitigando las taquicardias.

También se recomienda contra las orquitis (inflamación de los testículos), la diabetes y para eliminar líquidos.

Otros usos:

Con las raíces tostadas se prepara un sucedáneo del café muy aromático y mucho más saludable, aunque injustamente despreciado por los consumidores.

Con la denominación "sucedáneo del café" se logra solamente rebajarle de su valor alimentario, cuando en realidad es un producto superior aunque cueste más barato. Sus hojas tiernas se pueden comer en ensaladas, lográndose mejores efectos terapéuticos que con la infusión.

Toxicidad:

No tiene toxicidad.

OLIGOTERAPIA

Para prevenir la formación de nuevos cálculos se tomarán regularmente potasio, litio, selenio, cobalto y níquel.

AGUA DIALÍTICA

El Agua Dialítica está indicada para eliminar cuerpos cristalinos en el organismo y/o evitar su formación. Su uso también es aplicable a la artropatía úrica (gota), y a la prevención de la formación de depósitos cálcicos en las arterias. También, es un eficaz depurativo y un excelente hidratante de la piel.

El Agua Dialítica, una vez incorporada al organismo, ha demostrado ser eficaz en el tratamiento de la Litiasis (renal, biliar, gota, etc.) al disgregar los agregados cristalinos, eliminando picos y aristas al redondearlos, para facilitar su expulsión o evitar nuevas formaciones.

Para la preparación se utiliza un vaso de agua natural común, de aproximadamente un cuarto de litro de capacidad, que sea preferentemente alto. Hay que mantener las ampollas sumergidas (sin abrir) en el agua durante 24 horas, de tal manera quede cubierta por el agua toda la parte gruesa de la ampolla.

Transcurrido este tiempo, se tomará inmediatamente el vaso tras retirar la ampolla. Por último, se vuelve a llenar el vaso de agua y se sumerge de nuevo la ampolla, para preparar la próxima toma, transcurridas otras 24 horas.

HOMEOPATÍA

Lithium carbonnicum CH1, Magnesium phosphoricum CH1, Natrum phosphoricum CH1, Lycopodium CH4, Silicea CH12. También, cantharis, tabacum, Nux vomica y berberis. También Calcárea carbónica 15 CG y Colocynthis 9 CH.

CALCÁREA CARBÓNICA (*Calcárea Ostreica*)

Calcium carbonicum a partir de la concha de ostra

Patogenesia

Provoca deformaciones en el tejido óseo e inflamación sobre los ganglios linfáticos, los cuales tienen tendencia a supurar. Hay un aumento de pólipos nasales y vaginales, además de congestiones en la cabeza y los pulmones. Los pies fríos y la anemia son también otras acciones. Actúa sobre las paratiroideas, las gónadas, ganglios linfáticos y los músculos.

Características de la enfermedad

Adultos muy anchos, de pequeña estatura, obesos, y aunque metódicos y ordenados se aburren con facilidad. Frecuentemente son testarudos, con predisposición a la epilepsia, con trastornos del crecimiento; de pequeños padecen costra láctea, erupciones cutáneas, fístulas, úlceras y dolor de espalda.

Suelen tener frío interno crónico, los pies húmedos, horror al frío, apetencia por comer cosas raras, incluso tierra, no les gusta la carne y toleran mal la leche.

Les afecta especialmente el frío, trabajar en lugares húmedos, el cansancio físico y, curiosamente, la luna llena. Mejoran con el tiempo seco y les gusta comer helados, huevos, leche y dulces fríos. Niños que mordisquean frecuentemente los lápices y tizas.

Aplicaciones

En los adultos obesos, especialmente si padecen gota, diabetes, hipertensión, pólipos, migrañas y/o artrosis. Para el exceso de flujo en las niñas, en la menstruación prematura y la leucorrea.

Imprescindible en la resolución de las litiasis renales y su prevención.

Otras aplicaciones

Mucosidad nasal amarillenta, con hinchazón del labio superior y amígdalas hipertrofiadas. Tos seca nocturna, mal sabor de boca, intolerancia a la leche, frío en el cuerpo y sudores nocturnos.

LYCOPODIUM CLAVATUM (*Pie de lobo*)

Patogenesia

Actúa sobre la mayoría de las funciones y órganos humanos.

Características de la enfermedad

Se da en personas delgadas, de tórax poco desarrollado, con piernas delgadas y rostro envejecido. Suelen ser inteligentes, vivaces, anoréxicos, cerebralmente activos y con frecuentes dolores de cabeza. Su inteligencia ágil les hace ser malhumorados, autoritarios y despreciativos, aunque en el fondo no tienen confianza en sí mismos. Se les considera antisociales, hipersensibles y con tendencia fácil al llanto y a la misantropía.

Les gustan los dulces y aunque tienen hambre, enseguida se hartan con pocos bocados. Padecen frecuentemente hinchazón estomacal, malas digestiones, estreñimiento y dolores hepáticos.

Por la noche se les reseca la nariz, se les inflama con frecuencia la amígdala derecha y su piel está arrugada y con el cabello gris prematuramente.

Les huele el sudor casi siempre, no soportan a su familia, especialmente a los niños, padecen con frecuencia arenillas renales, enuresis cuando son niños e impotencia de adultos. Las mujeres suelen tener la vagina reseca y con varices.

Mejora: el movimiento, el aire fresco y los alimentos calientes.

Empeora: por la tarde, al levantarse y con el calor.

Aplicaciones

De aplicación en la litiasis renal, la prostatitis, la impotencia, falta de libido, la vaginitis, así como en la psoriasis, las úlceras duodenales, las afecciones hepato-biliares, la anorexia y el exceso de colesterol.

En los casos crónicos se dará una dosis cada quince días y en los demás una dosis de 5 CH al levantarse y al acostarse.

ALIMENTACIÓN PARA EL RIÑÓN

RECOMENDACIONES ESPECIALES

Sobre las proteínas

Las proteínas son necesarias para el crecimiento, mantenimiento y reparación de todas las partes del cuerpo. Se encuentran en casi todos los alimentos y cuando el cuerpo utiliza los alimentos que consume se produce una descomposición del producto dando origen a la urea. Si los riñones no funcionan bien, la urea no se elimina adecuadamente y se acumula dentro del cuerpo. Los efectos secundarios de un alto nivel de urea son fatiga (cansancio) y falta de apetito, entre otros. Al disminuir la cantidad de proteínas en la dieta, podemos ayudar a que los riñones lleven una carga de trabajo más ligera y con menos urea para eliminar.

Puesto que sólo asimilamos aminoácidos y no proteínas completas, el organismo no puede distinguir si estos aminoácidos provienen de proteínas de origen animal o vegetal, pero comparando ambos tipos de proteínas podemos señalar:

• Las proteínas de origen animal son moléculas mucho más grandes y complejas, por lo que contienen mayor cantidad y diversidad de aminoácidos. En general, su valor biológico es mayor que las de origen vegetal. Como contrapartida son más difíciles de digerir, puesto que hay mayor número de enlaces entre aminoácidos por romper. Combinando adecuadamente las proteínas vegetales (legumbres con cereales o lácteos con cereales) se puede obtener un conjunto de aminoácidos equilibrado. Por ejemplo, las proteínas del arroz contienen todos los aminoácidos esenciales, pero son escasas en lisina. Si las combinamos con lentejas o garbanzos, abundantes en lisina, la calidad biológica y aporte proteico resultante es mayor que el de la mayoría de los productos de origen animal.

- Al tomar proteínas animales a partir de carnes, aves o pescados ingerimos también todos los desechos del metabolismo celular presentes en esos tejidos (amoniaco, ácido úrico, etc.), que el animal no pudo eliminar antes de ser sacrificado. Estos compuestos actúan como tóxicos en nuestro organismo. El metabolismo de los vegetales es distinto y no están presentes estos derivados nitrogenados. Los tóxicos de la carne se pueden evitar consumiendo las proteínas de origen animal a partir de huevos, leche y sus derivados. En cualquier caso, siempre serán preferibles los huevos y los lácteos a las carnes, pescados y aves. En este sentido, también preferiremos los pescados a las aves, y las aves a las carnes rojas o de cerdo.

- La proteína animal suele ir acompañada de grasas de origen animal, en su mayor parte saturadas, y se ha demostrado que un elevado aporte de ácidos grasos saturados aumenta el riesgo de padecer enfermedades cardiovasculares. El pescado, como contrapartida, aporta minerales, vitaminas y grasas poliinsaturadas presentes en los azules.

En general, recomiendan que una tercera parte de las proteínas que comamos sean de origen animal, pero es perfectamente posible estar bien nutrido sólo con proteínas vegetales. Eso sí, teniendo la precaución de combinar estos alimentos en función de sus aminoácidos limitantes. El problema de las dietas vegetarianas en occidente suele estar más bien en el déficit de algunas vitaminas, como la B_{12}, o de minerales, como el hierro; pero simplemente añadiendo algas a la alimentación o huevos, además de mantener una flora intestinal adecuada, será suficiente para no tener carencias de esta preciada vitamina.

Puesto que cada especie animal o vegetal está formada por su propio tipo de proteínas, incompatibles con los de otras especies, para poder asimilar las proteínas de la dieta previamente deben ser fraccionadas en sus diferentes aminoácidos. Esta descomposición se realiza en el estómago e intestino, bajo la acción de los jugos gástricos y las diferentes enzimas. Los aminoácidos obtenidos pasan a la sangre, y se distribuyen por los tejidos, donde se combinan de nuevo formando las diferentes proteínas específicas de nuestra especie. Sin embargo, la acción del calor para coagularlas es más importante que la acción de los jugos gástricos, tal y como se demuestra con la albúmina del huevo.

Una vez que las noticias manipuladas de los ganaderos han sido descartadas, en el sentido de que la carne de los animales es imprescindible para la alimentación humana, solamente nos queda una cuestión de gusto, paladar o costumbre social. Si todas las proteínas animales se han formado a partir de los vegetales no hay motivo para ensalzar la calidad de los alimentos cárnicos y despreciar los vegetales.

Los alimentos más ricos en proteínas son las carnes, los pescados, los huevos, la leche, los cereales, las leguminosas, los frutos secos y las algas, aunque prácticamente se pueden encontrar en cualquier clase de tejido vivo. Los cereales, por ejemplo, contienen hasta un 10% de proteínas, las espinacas un 2% y la carne un 21%, sin que la cantidad quiera decir calidad ya que, como veremos a continuación, no es la cantidad de proteínas lo que más nos debe preocupar sino otra serie de factores más importantes.

Un ejemplo de ello lo tenemos en las patatas, las cuales con su apenas 4% de proteínas pueden cubrir más de la mitad de nuestras necesidades diarias.

Ningún producto que provenga de la naturaleza está carente de proteínas, salvo que la manipulación del hombre lo consiga modificar. El azúcar blanco, el industrializado, no contiene nada más que sacarosa, pero en su estado natural, en la remolacha o la caña de azúcar, sí contenía proteínas en suficiente cantidad como para constituir un alimento equilibrado; solamente la mano del hombre consigue alterar un alimento en sí mismo correcto.

Y esto mismo lo podemos ampliar a las grasas, los aceites comestibles por ejemplo, los cuales son grasas puras en su comercialización pero no en su forma natural como aceitunas o semillas.

Valor biológico

Este término también ha dado lugar a numerosas confusiones en el sentido de confundir "valor" con utilidad de una proteína. Se dice que una proteína tiene mayor "valor biológico" que otra cuando está compuesta de una mayor proporción de aminoácidos esenciales y en base a ello se la engloba en una categoría superior, lo que es erróneo. Una proteína de alto valor biológico se supone que tiene la facultad de quedar retenida en el organismo para ser utilizada en la síntesis de los tejidos, mientras que las de menor valor biológico parece que no puedan ser utilizadas, por lo menos adecuadamente. Si fuera así tan sencillo, bastaría con tomar exclusivamente aquellos alimentos de mayor valor biológico, en cuanto a proteínas, para estar nuestras necesidades cubiertas. La leche, la carne y los huevos indudablemente tienen un alto valor biológico, como podemos ver en la siguiente tabla:

Leche materna: 100

Huevo entero de gallina: 100

Alga espirulina: 90

Carne: 75

Pescado: 75

Leche de vaca: 75

Soja: 70

Arroz: 60

Trigo: 50

Leguminosas: 50

Maíz: 40

Pero hay dos factores que nos pueden hacer ver las cosas de otro modo: uno, que basta con mezclar arroz con patatas para lograr así una gran calidad biológica en las proteínas, lo mismo que mezclando varios cereales entre sí. Dicho de un modo más claro: mezclando productos vegetales siempre conseguiremos un gran valor biológico en las proteínas, además de aportar el resto de los nutrientes igualmente imprescindibles. La carne, a pesar de su gran valor biológico es un alimento desequilibrado, mucho más que los cereales.

Aunque muy olvidados por los expertos en nutrición, existen una serie de alimentos que contienen una riqueza en aminoácidos esenciales muy superior al de la carne, entre ellos: el germen de trigo, el polen, la jalea real, la levadura de cerveza, las semillas de sésamo, el mijo y las algas, los cuales pueden añadirse como complemento de cualquier dieta asegurándonos así una composición perfecta en cuanto a proteínas se refiere. Mezclando cereales con legumbres, legumbres con semillas, leche con cereales o pan con queso, podemos tener la seguridad de que nuestro organismo está recibiendo todos los nutrientes que necesita, incluidos los aminoácidos no esenciales, los cuales aunque su erróneo nombre indique, son tan esenciales como los otros.

Utilidad Neta

Una clasificación más acertada

Además del valor biológico de una proteína existe otra clasificación, quizá más imprescindible, la cual deja las tablas anteriores en entredicho: nos referimos a la *Utilidad Neta de la Proteína* (NPU). Este dato se refiere no tanto a la cantidad de aminoácidos esenciales que contiene una determinada proteína, sino a la posibilidad que hay de que esa proteína pueda ser aprovechada por el organismo. De nada vale que una proteína sea completa si no la podemos metabolizar y aprovechar en su totalidad.

Las carnes, por ejemplo, tienen un valor biológico de 75 pero una utilidad neta de 65, lo que quiere decir que sus proteínas, aun estando compuestas de casi todos los aminoácidos esenciales posiblemente no puedan ser absorbidas. El huevo cocido, por ejemplo, tiene una utilidad neta del 94%, el pescado un 80% y la leche del 82%, lo que indica ya su valor como alimento proteico, mucho más si lo mezclamos con cereales. Mezclando judías de un valor biológico de 40, con trigo que tiene 50, se consigue elevar su valor biológico al 70% y su utilidad neta al 95%, casi perfecto, ya que además es una mezcla que proporciona energía calorífica, la base de la vida.

Por otro lado, no todas las proteínas que ingerimos se digieren y asimilan. La utilización neta de una determinada proteína, o *aporte proteico neto*, es la relación entre el nitrógeno que contiene y lo que el organismo retiene. Hay proteínas de origen vegetal, como la de la soja, que a pesar de tener menor valor biológico que otras proteínas de origen animal, su aporte proteico neto es mayor por asimilarse mucho mejor en nuestro sistema digestivo.

Y por último, no hay que olvidar que un alimento debe contener una mezcla lo más completa posible de elementos nutritivos, además de no causar daño con su consumo habitual. En este sentido está claro que la alimentación cárnica queda en desventaja respecto a la vegetal, ya que su contenido vitamínico y mineral es muy pobre, mientras que es demasiado rica en grasas saturadas, muy perjudiciales para la salud. Es también deficitaria en hidratos de carbono (imprescindibles para combustionar las proteínas) y su digestión genera, además, residuos tóxicos como las purinas o el ácido úrico, perjudiciales para la salud.

DIETAS ESPECIALES

Ejemplos de comidas bajas en proteínas

Es posible que los alimentos ricos en proteínas agraven los síntomas clínicos de los pacientes con insuficiencia renal. Una vez que se establece una restricción en proteínas mejora el síndrome urémico, e incluso se ha visto que puede enlentecer la progresión inevitable de la insuficiencia renal crónica hacia la diálisis o trasplante renal. No obstante, hay que tener en cuenta que las dietas con menor cantidad de proteínas son nutricionalmente inadecuadas. Para corregirlo, cuando se establezca una dieta muy baja en proteínas (20 gr/día) se debe complementar con aminoácidos esenciales y análogos de aminoácidos que pueden disminuir la producción de productos nitrogenados tóxicos.

Si bien es importante que en las fases iniciales de la insuficiencia renal se modere el consumo de proteínas, también lo es asegurar que en fases avanzadas se cubren sus requerimientos, dado el alto riesgo de malnutrición y los riesgos que conlleva.

La asociación entre los niveles altos de glucosa y proteínas, induce la formación de ciertas proteínas altamente perjudiciales para el funcionamiento renal.

Platos recomendados

El desayuno puede ser a base de galletas, miel y mantequilla.

Los sándwiches se pueden rellenar con lechuga, brotes de alfalfa, apio picado y manzana.

Las sopas se pueden hacer con arroz o pasta para dar volumen sin agregar proteínas.

En los platos principales se pueden utilizar verduras y granos, evitando las carnes u otros alimentos ricos en proteínas. Si le cuesta prescindir totalmente de la carne, utilice trozos pequeños y añada más verduras o frutas. Lo mismo para los platos de arroz o pasta.

Otros platos se pueden hacer de patatas hervidas y mantequilla. También arroz con verduras, buñuelos de patatas, sopa de tapioca y arroz con champiñones.

Para los guisos, use cantidades más pequeñas de carne y aumente el almidón (arroz o pastas).

La merienda café cortado, con una tostada de mantequilla y miel.

En la cena macarrones con mantequilla, pisto de verduras, berenjenas, sopa juliana o patatas fritas. Y de postre fruta, arroz con canela, piña o ciruelas.

La dieta y los cálculos renales

Los cálculos renales son una masa dura que se forma a partir de cristales de calcio y oxalato en la orina natural, aunque en la mayoría de las personas, el propio organismo es capaz de impedir la formación de cálculos.

Si tiene cálculos renales, puede que deba seguir una dieta especial. En primer lugar, su médico le hará pruebas para determinar el tipo de piedras, determinando entonces la dieta. Si tiene cálculos de calcio, seguramente tendrá que reducir la sal y el calcio en la dieta, no más de 2 ó 3 gramos al día. Para disminuir el calcio bastará con eliminar los lácteos, especialmente los quesos.

En el caso de que los cálculos contengan oxalatos, deberá reducir el consumo de cacahuetes, té, café instantáneo, ruibarbo, remolacha, guisantes, bayas (moras, frambuesas, fresas, grosellas, etc.), chocolate, uvas, verduras de hojas verdes, naranjas, queso de soja, patatas dulces y cerveza de barril.

Es importante aumentar la cantidad de agua de bebida, por lo menos hasta tres o cuatro litros de líquido durante el día. En un clima más caliente, es posible que necesite beber más para compensar la pérdida de líquidos por el sudor. Esto ayudará a mantener la orina menos concentrada, lo que reduce el riesgo de formación de cálculos.

También será importante reducir la cantidad de proteínas animales, especialmente carne de vacuno, pollo, cerdo, pescado y huevos.

En cuanto a los suplementos dietéticos, se recomiendan vitaminas del grupo B y magnesio, debiendo evitar la vitamina C y el calcio medicamentoso.

Dieta baja en fósforo

Los riñones ayudan a regular el nivel de fósforo en la sangre, pero cuando están alterados es probable que aumente su nivel hasta producir hiperfosfatemia, lo que conllevaría una reducción de los niveles de calcio sanguíneos. A menudo, de 800 a 1.000 miligramos de fósforo al día es el límite para alguien que tiene enfermedad renal. La mayoría de los adultos sanos pueden comer el doble de esta cantidad.

Casi todos los alimentos contienen cierta cantidad de fósforo, por lo que no es posible eliminar todo de la dieta. En general, los alimentos ricos en proteínas (algunas carnes, productos lácteos, guisantes, legumbres, nueces y semillas) son más altos en fósforo. Por lo tanto, a menos que esté recibiendo diálisis renal, deberá consumirlos en poca cantidad. Los cereales integrales también son más altos en fósforo, así que se elegirán los más refinados. La siguiente lista puede ayudarle a identificar qué alimentos seleccionar.

ALIMENTOS MUY RICOS EN FOSFORO	ALIMENTOS POBRES EN FOSFORO
Leche, pudín o yogur (de vaca variedades de soja)	Leche de arroz o crema no láctea.
Quesos duros.	Queso cremoso o requesón.
Helado o yogur congelado.	Sorbete de fruta congelada.
Granos integrales, incluidos los panes integrales, galletas, magdalenas, arroz y pasta.	Granos refinados, como pan blanco, galletas, cereales, arroz y pasta.
Guisantes frescos, frijoles, garbanzos, habas (blancas, pintas) o lentejas.	Guisantes enlatados o congelados, judías verdes.

Esta tabla es sólo una lista parcial de las sugerencias de alimentos con o sin fósforo, pero las necesidades pueden variar dependiendo de la función renal de cada persona.

Los fabricantes pueden utilizar ingredientes que contienen fósforo para la transformación de los alimentos, espesarlos, mejorar el sabor o evitar la decoloración. En algunos países no están obligados a indicar la cantidad de fósforo en las etiquetas de los alimentos.

Revise la siguiente lista de aditivos que contienen fósforo y trate de evitarlos si le perjudican:

Fosfato de calcio

Fosfato disódico

Ácido fosfórico

Fosfato tricálcico

Fosfato monopotásico

Pirofosfato

Dieta baja en sodio

El sodio ayuda a regular el equilibrio de líquidos en el cuerpo junto con el potasio, pero en las enfermedades renales hay que tenerlos en cuenta. Algunos alimentos que contienen las cantidades más altas de sodio son: las carnes ahumadas y los quesos duros. Otros alimentos que pueden contener una gran cantidad de sodio son: sopas de sobre, salsa de tomate, algunos condimentos, salsas de carne, ablandadores de carne, enlatados o envasados en general, cubitos, mostaza. También hay que evitar productos sustitutos de la sal o condimentos que contengan cloruro de potasio.

Cuando se debe limitar la sal, las hierbas y especias pueden añadir más sabor a sus comidas. Es significativo que el potasio puede ser más perjudicial que la sal en los enfermos del riñón.

Dieta en las infecciones del riñón

Una dieta que contenga queso, chocolate o productos lácteos debería ser evitada, así como las comidas picantes, la cafeína y las bebidas alcohólicas. El tabaco también hay que suprimirlo, lo mismo que las bebidas carbonatadas, la cerveza y los refrescos.

Se recomiendan especialmente el consumo de jugos de bayas como los arándanos, beber abundante agua a temperatura ambiente, así como mezclar media cucharadita de té de bicarbonato de sodio en un vaso de agua que contribuirá a alcalinizar la orina.

La gayuba previene el crecimiento bacteriano, mientras que alimentos como la berza y en general los vegetales, mantienen alcalina la orina.

Deberá evitarse el uso de edulcorantes como el aspartamo.

Técnicas para disminuir el potasio

El potasio se encuentra en las frutas, verduras y muchas veces unido a niveles importantes de sodio. Por ello, se utilizan diferentes técnicas culinarias que reducen en su mayoría el contenido de potasio.

Cuando se consumen frutas, éstas reducen su contenido en potasio en un 75% si con ellas se elaboran confituras, jaleas, compotas, frutas en almíbar (quitando el líquido) y mermeladas.

Las verduras pierden el potasio en contacto con el agua y para ello deben sumergirse previamente cortadas en trozos muy pequeños; así se aumenta la superficie en contacto con el agua. El remojo tiene que ser por tiempo prolongado, es decir, de 12-24 horas. La doble cocción consiste en una vez que las verduras o legumbres han estado remojadas durante 24 horas, se tira el agua de remojo y se le añade agua poniendo al fuego hasta la ebullición y en el momento en que vuelve a hervir, se tira el agua y se añade de nuevo agua caliente, para que vuelva a hervir. Esta técnica también se utiliza para las legumbres.

Al cocer las verduras y eliminar el líquido, se puede reducir hasta un 1/3 de potasio.

Las verduras congeladas tienen menor cantidad en potasio, siendo más recomendables que las frescas.

Las conservas pierden potasio en su elaboración, pero queda concentrado en el líquido, por lo que se deben escurrir al máximo antes de su consumo. Este tipo de conservas contienen mucha sal.

Las carnes y los pescados poseen cantidades altas de fósforo y potasio, pero al cocerse pierden hasta un 50%.

RECETAS

APERITIVOS Y SNACKS

Ajo asado

Ingredientes

4 cabezas de ajo

1 / 4 vaso de aceite de oliva

1 / 4 cucharadita de pimienta negro

1 cucharada de vinagre de manzana

Preparación

Quitar la piel exterior de la cabeza de ajo. Cortar la parte inferior de la cabeza de ajo (al final más grande) y separar los dientes, dejando la piel externa en su lugar. Colocar el clavo de olor dentro de la cabeza de ajos, ponerlos en un molde apto para el horno y rociar con aceite de oliva. Hornear a 200° grados durante unos 20 minutos hasta que el ajo esté suave. Enfriar y quitar las pieles. En una batidora, poner el ajo, pimienta y vinagre. Batir 30 segundos o hasta que esté casi suave. También se puede triturar con la mano.

Análisis

Calorías: 33, Proteínas: 0 g, Hidratos de carbono: 2 g, Grasas: 3 g, Colesterol: 0 mg, Sodio: 1 mg, Potasio: 26 mg, Fósforo: 9 mg, Calcio: 11 mg, Fibra: 0.1 g.

Albóndigas a la barbacoa

Ingredientes

1 1/2 de carne molida

2 huevos grandes, batidos

1 / 2 vaso de leche descremada

1 vaso de copos de avena

1 / 2 vaso de cebolla picada

1 cucharada de tomillo seco

1 cucharadita de orégano seco

1 / 2 cucharadita de pimienta

1 vaso de salsa de barbacoa baja en sodio

Preparación

Precalentar el horno a 200° grados. Combinar todos los ingredientes, excepto la salsa de barbacoa y agua, en un recipiente grande y mezclar. Hacer bolitas con la carne y colocarlo en una bandeja para hornear. Hornear por 10 a 15 minutos, hasta que las albóndigas estén bien cocidas. Combinar la salsa barbacoa y agua en una olla. Añadir las albóndigas y remover. Tapar hasta que esté listo para servir.

Análisis

Calorías: 158, Proteínas: 11 g, Hidratos de carbono: 6 g, Grasa: 10 g, Colesterol: 55 mg, Sodio: 167 mg, Potasio: 154 mg, Fósforo: 91 mg, Calcio: 24 mg, Fibra: 0.5 g.

Bolas de maíz y queso

Ingredientes

1 / 2 vaso de requesón o queso fresco

2 vasos de maíz congelado y descongelado

4 rebanadas de pan blanco

1 / 2 vaso de harina blanca

1 chile verde, finamente picado

1 cucharadita de chile en polvo

2 cucharadas de cilantro finamente picado

1 cucharadita de comino en polvo

1 cucharadita de cilantro en polvo

2 vasos de aceite vegetal para freír

Preparación

En un bol, deshacer el queso y poner el maíz descongelado. Remojar las rebanadas de pan en agua y escurrirlas. Agregar a la mezcla de maíz y queso. Agregar la harina, las especias secas y el cilantro. Mezclar suavemente. Calentar el aceite en una cacerola grande. Usando una cuchara de sopa, formar bolas pequeñas y freír la mezcla en el aceite caliente. Sacar las bolas del aceite y colocarlas en un plato con papel absorbente de cocina para quitar el exceso de grasa. Servir.

Análisis

Calorías: 253, Proteínas: 7 g, Hidratos de carbono: 27 g, Grasa: 13 g, Colesterol: 3 mg, Sodio: 287 mg, Potasio: 169 mg, Fósforo: 86 mg, Calcio: 46 mg, Fibra: 2.3 g.

Chutney de cilantro

Ingredientes

1 manojo de cilantro

2 / 3 de un chile verde

1 cebolla roja mediana

2 dientes de ajo

1 cucharada de semillas de comino enteras

2 cucharadas de zumo de limón

Preparación

Lavar el cilantro y el chile verde. Cortar la cebolla, el ajo, el cilantro y el chile. Batir en un bol junto con, el comino y el zumo de limón. Servir en un sándwich vegetal o con otros aperitivos.

Análisis

Calorías: 4, Proteínas: 0 g, Hidratos de carbono: 1 g, Grasa: 0 g, Colesterol: 0 mg, Sodio: 37 mg, Potasio: 21 mg, Fósforo: 4 mg, Calcio: 4 mg, Fibra: 0.1g.

Crema de Pollo con Arroz Salvaje y espárragos

Ingredientes

1 / 2 vaso de arroz salvaje

2 vasos de agua caliente

6-1/2 vasos de caldo de pollo bajo en sodio

1 / 4 vaso de mantequilla sin sal

3 dientes de ajo, picados

1 cebolla pequeña picada

1 zanahoria grande cortada en cuadrados

2 manojo de espárragos limpios y cortados en dados

1 / 2 vaso de harina

1 / 2 vaso de vermut seco adicional

2 pechugas de pollo cocido, cortado en cuadrados pequeños

1 / 2 cucharadita de tomillo

1 hoja de laurel

1 / 4 cucharadita de nuez moscada

Pimienta recién molida al gusto

½ litro de nata baja en grasa

Perejil y cebollino (opcional)

Preparación

Remojar el arroz salvaje en agua caliente durante 30 minutos, y escurrir. En una cacerola, combinar el arroz salvaje y 2 vasos de caldo de pollo. Llevar a ebullición y reducir el fuego a fuego lento. Cocinar durante unos 45 minutos tapado.

Retirar del fuego, dejar que el arroz repose tapado, durante 15 minutos más. Poner a un lado y dejar enfriar. En una olla, derretir la mantequilla y saltear el ajo y la cebolla hasta que estén tiernos.

Agregar las zanahorias y los espárragos. Continuar cocinando hasta que estén tiernos. Mezclar la harina y cocinar a fuego lento durante unos 10 minutos, revolviendo con frecuencia. Verter el caldo restante 4-1/2 vasos de pollo y el vermut. Usando un batidor de alambre, mezclar hasta que quede suave. Agregar el pollo, los condimentos, y luego añadir lentamente la nata. Cocinar a fuego lento durante 20 minutos.

Análisis

Calorías: 385, Proteínas: 18 g, Hidratos de carbono: 31 g, Grasa: 21 g, Colesterol: 42 mg, Sodio: 315 mg, Potasio: 415 mg, Fósforo: 209 mg, Calcio: 37 mg, Fibra: 2.0 g.

Dip de Yogur con frutas

Ingredientes

Una tarrina pequeña de queso crema baja en grasa

4 envases de yogurt griego con poca grasa, sabor vainilla

1 / 4 vaso de frutas bajas en potasio con fibra

1 cucharadita de canela

Preparación

Mezclar los ingredientes con la batidora un bol mediano hasta que esté suave. Servir con galletas bajas en sodio.

Análisis

Calorías: 79, Proteínas: 4 g, Hidratos de carbono: 9 g, Grasas: 3 g, Colesterol: 8 mg, Sodio: 78 mg, Potasio: 80 mg, Fósforo: 57 mg, Calcio: 52 mg, Fibra: 0.1 g.

Espárragos

Ingredientes

1 vaso de espárragos enlatados bajos en sodio, escurridos

200 gr de queso desnatado en crema, ablandado

1 / 4 vaso de mayonesa baja en grasa

2 cucharadas de cebolla, picada

1 cucharada de zumo de limón

Preparación

Escurrir los espárragos y echar todos los ingredientes en una batidora hasta que se mezclen. Echar la mezcla en un tarro de cristal y meter en la nevera toda la noche. Servir con galletas con bajo contenido de sodio.

Análisis

Calorías: 65, Proteínas: 1 g, Hidratos de carbono: 1 g, Grasa: 6 g, Colesterol: 13 g Sodio: 56 mg, Potasio: 43 mg, Fósforo: 18 mg, Calcio: 11 mg, Fibra: 0.2.

Huevos rellenos

Ingredientes

1 huevo duro

1 pimiento pequeño

1 cucharada de mayonesa sin sal

1 / 4 cucharadita de pimienta

Pimentón (rociar)

Preparación:

Cortar la yema de huevo y remover. Mezclar la yema, los pimientos, la mayonesa y la pimienta. Colocar la mezcla dentro de claras de huevo en partes iguales. Espolvorear los huevos con pimentón.

Análisis

Calorías: 137, Proteínas: 6 g de Hidratos de carbono, Grasa: 11 g, colesterol: 353 mg, Sodio: 176 mg, Potasio: 66 mg. Fósforo: 94 mg, Calcio 34 mg, Fibra 0,3 g.

Huevos rellenos de camarón

Ingredientes

6 huevos duros cortados a la mitad

1 / 2 vaso de camarones cocidos, picados finamente

1-1/2 cucharadas de mayonesa baja en grasa

Zumo de limón al gusto

Pimienta al gusto

Preparación

Cortar los huevos cocidos por la mitad, retirar con cuidado las yemas y colocar en un bol.

Junto con las yemas de huevo agregar los camarones, la mayonesa, zumo de limón y pimienta.

Mezclar hasta que los ingredientes queden homogéneos.

Llenar las mitades de huevo con camarones y la mezcla de yema de huevo.

Análisis

Calorías: 112, Proteínas: 9 g, Hidratos de carbono: 1 g, Grasa: 8 g, colesterol: 231 mg, Sodio: 113 mg, Potasio: 93 mg, Fósforo: 122 mg, Calcio: 33 mg, Fibra: 0 g.

Nuggets de Pollo con Miel

Ingredientes

1 / 2 vaso de mayonesa

1 / 3 vaso de miel

2 cucharaditas de salsa Worcestershire

1 huevo batido

2 cucharadas de nata baja en grasa

3 vasos de copos de maíz finamente picado bajo contenido de sodio

½ kg de pechuga de pollo sin hueso

Aceite de girasol

Preparación

Mezclar la mayonesa, miel y salsa inglesa en un tazón pequeño. Meter en la nevera, dejar enfriar y servir como salsa de acompañamiento. Precalentar el horno a 200° grados. Batir los huevos, la nata baja en grasa en un bol pequeño. Sumergir los trozos de pollo en la mezcla de huevo batido y a continuación, rebozar con los copos de maíz bajos en sodio. Introducir en el horno y cocinar durante 15 minutos o hasta que esté hecho.

Análisis

Calorías: 175, Proteínas: 9 g, Hidratos de carbono: 13 g, Grasa: 9 g, Colesterol: 48 mg, Sodio: 116 mg, Potasio: 92 mg, Fósforo: 76 mg, Calcio: 7 mg, Fibra: 0.2 g.

Salsa picante de queso Brie y arándanos

Ingredientes

300 gr de arándanos frescos

1 / 3 vaso de agua

1 / 2 vaso de azúcar blanca

1 / 2 vaso de azúcar morena

1 cucharadita de clavo de olor

1 cucharadita de canela 1 cucharadita de nuez moscada

1 cucharadita de pimienta de Jamaica

300 gr queso brie (queso de pasta blanca hecho con leche cruda de vaca)

Galletas bajas en sodio

Preparación

Lavar y escurrir los arándanos frescos. En una sartén grande, calentar el agua durante 5 minutos y añadir los arándanos frescos sin que estallen. Agregar el azúcar: Añadir las especias y mezclar suavemente. Retirar del fuego. Colocar el Brie en una bandeja para hornear e introducir en el horno a unos 200º grados hasta que el queso es suave al tacto y la parte superior se derrita un poco. Retirar del horno y colocar en un plato junto con los arándanos. Servir con galletas bajas en sodio.

Análisis

Calorías: 204, Proteínas: 6 g, Hidratos de carbono: 27 g, Grasa: 8 g, Colesterol: 28 mg, Sodio: 184 mg, Potasio: 118 mg, Fósforo: 65 mg, Calcio: 74 mg, Fibra: 1.9 g.

Sándwiches de pepino

Ingredientes

2 cucharadas de queso crema baja en grasa

1 cucharada de mayonesa sin sal

4 rebanadas de pan blanco

1 / 2 pepino, pelado y en rodajas

1 pizca seca aderezo italiano (cebolla, ajo, orégano)

1 pizca de eneldo seco

Preparación

En un bol pequeño, mezclar el queso crema, la mayonesa y la mezcla de aderezo italiano. Dejar enfriar. Extender el queso crema de mezcla en el pan blanco. Cubrir con rodajas de pepino y espolvorear con el eneldo.

Análisis

Calorías: 293, Proteína: 5 g, Hidratos de carbono: 30 g, Grasa: 17 g, Colesterol: 19 mg, Sodio: 437 mg, Potasio: 208 mg, Fósforo: 99 mg, Calcio: 110 mg, Fibra: 1.9 g.

Snacks Mixtos

Ingredientes

100 gr. de arroz inflado bajo en sodio

100 gr.de maíz en copos bajos en sodio

1 paquete de palomitas de maíz sin sal, o maíz crudo.

1 /2 tarrina de margarina derretida sin sal

1 / 2 cucharadita de ajo en polvo

1 / 2 cucharadita de cebolla en polvo

1 cucharada de queso parmesano rallado

Galletas sin sal

Preparación

Mezclar los cereales, galletas y palomitas de maíz en un bol grande. Combinar la margarina derretida, el ajo y la cebolla en polvo. Verter sobre la mezcla de cereales y mezclar. Agregar el queso parmesano. Hornear en horno a unos 200° grados de 7 a 10 minutos. Enfriar antes de servir y guardar en un envase hermético.

Análisis

Calorías: 180, Proteínas: 2,5 g, Hidratos de carbono: 19 g, Grasa: 11 g, Colesterol: mg, Sodio: 386 mg, Potasio: 37 mg, Fósforo: 38 mg, Calcio: 23 mg, Fibra: 0,9 g.

Sopa de pollo bajo en sodio

Ingredientes

1 cucharada de mantequilla sin sal

1 cucharada de cebolla picada

7-1/2 vasos de agua

5 vasos de caldo de pollo bajo en sodio

300 gr de pechuga de pollo sin piel, cortado en dados

4 tallos de apio cortados y picados finamente

2 cucharadas de perejil fresco

1 / 8 cucharadita de pimienta

3 zanahorias grandes cortadas en trozos gruesos

1 bolsa de vegetales mixtos congelados

Preparación

Sofreír la cebolla y la mantequilla en una sartén durante 5 minutos, hasta que estén tiernos. Agregar el caldo de pollo, agua y llevar a ebullición. Añadir el pollo, el apio, el perejil y la pimienta, tapar y cocinar a fuego lento durante 30 minutos. Echar las zanahorias, tapar y cocinar a fuego lento durante 20 minutos. Añadir las verduras congeladas, tapar y cocinar a fuego lento 20 minutos más.

Análisis

Calorías: 97, Proteínas: 13 g, Hidratos de carbono: 5 g, Grasas: 3 g, Colesterol: 31 mg, Sodio: 301 mg, Potasio: 274 mg, Fósforo: 116 mg, Calcio: 27 mg, Fibra: 1,6 g.

Sopa fría de pepino

Ingredientes

2 pepinos medianos, pelados, sin semillas y picados

1 / 3 vaso de cebolla blanca picada

1 cebolla picada

2 cucharadas de zumo de limón

2 / 3 vaso de agua

1 / 3 vaso de nata baja en grasa

1 / 4 vaso de menta fresca, picada

2 cucharadas de eneldo fresco, picado

1 / 2 cucharadita de pimienta

Ramitas de eneldo fresco para decorar (opcional)

Preparación

Colocar todos los ingredientes en una batidora y triturar hasta que quede suave. Tapar y meter en la nevera hasta que se enfríe. Adornar con ramitas de eneldo fresco, si lo desea.

Análisis

Calorías: 77, Proteínas: 2 g, Hidratos de carbono: 6 g, Grasa: 5 g, Colesterol: 12 mg, Sodio: 128 mg, Potasio: 258 mg, Fósforo: 64 mg, Calcio: 60 mg, Fibra: 1.0 g

Tortillas de Maíz

Ingredientes

2 vasos de harina blanca

300 ml de agua aproximadamente

1 cucharada de aceite de girasol

Preparación

Mezclar la harina y el agua en bol. Poner la mezcla encima de la mesa y trabajarla hasta obtener una masa suave y añadir más agua si fuera necesario. Dividir la masa en 16 trozos cada una y luego se aplastan haciendo forma de tortillas ayudándonos con un rodillo. Engrasar ligeramente una plancha muy caliente y echar una tortilla en la misma. Cocinar durante unos 30 segundos, luego dar la vuelta a la tortilla y cocinar por otros 30 segundos antes de retirar de la plancha. Repetir este procedimiento para cada tortilla restante.

Análisis

Calorías: 60, Proteínas: 1 g, Hidratos de carbono: 12 g, Grasa: 1 g, Colesterol: 0 mg, Sodio: 68 mg, Potasio: 42 mg, Fósforo: 32 mg, Calcio: 20 mg, Fibra: 1,3 g.

ADEREZOS, SALSAS Y CONDIMENTOS

Aderezos

Ingredientes

6 cucharadas de aceite de girasol

2 cucharadas de vinagre o zumo de limón

1 / 2 cucharadita de pimienta negra recién molida

1 cucharada de perejil picado

1 cucharada de hierbas frescas o 1 cucharadita de hierbas secas de elección.

Preparación

Mezclar los ingredientes juntos para hacer ensalada.

Añadir el perejil picado y una cucharada de hierbas frescas o 1 cucharadita de hierbas secas.

Composición

Calorías: 146

Proteínas: 0 g

Hidratos de carbono: 1 g

Grasa: 16 g

Colesterol: 0 mg

Sodio: 1 mg

Potasio: 19 mg

Fósforo: 2 mg

Calcio: 4 mg

Fibra: 0.1 g

Aderezo de Aceite y Vinagre

Ingredientes

1 / 4 taza de vinagre balsámico

1 / 4 taza de aceite de oliva

1 / 4 cucharada de pimentón

1 / 4 cucharada de queso parmesano rallado

Una pizca de pimienta

Preparación

En una taza medidora, mezclar todos los ingredientes.

Mezclar con el aderezo de ensalada y servir.

Composición

Calorías: 124

Proteínas: 0,2 g

Hidratos de carbono: 1 g

Grasa: 14 g

Colesterol: 0 g

Sodio: 6 mg

Potasio: 21 mg

Fósforo: 4 mg

Calcio: 6 mg

Fibra: 0 g

Aderezo de Mostaza y Miel

Ingredientes

1 / 2 taza de mayonesa baja en calorías

1 / 4 taza de miel

2 cucharadas de mostaza amarilla

1 cucharada de vinagre de manzana

Preparación

Colocar todos los ingredientes en un frasco de cristal y agitar hasta que estén bien mezclados.

Guardar en la nevera hasta que esté listo para usar.

Composición

(Hecho con mayonesa baja en calorías)

Calorías: 97

Proteínas: 0 g

Hidratos de carbono: 11 g

Grasa: 6 g

Colesterol: 0 mg

Sodio: 178 mg

Potasio: 24 mg

Fósforo: 4 mg

Calcio: 1 mg

Fibra: 0 g

Salsa de alcaparras y limón

Ingredientes

2 cucharadas de mantequilla sin sal

1-1/2 cucharadita de harina blanca

1 / 2 taza caldo de pollo bajo en sodio

1 / 4 taza de vino blanco

2 cucharadas de zumo de limón

1 cucharadita de alcaparras

1 / 4 cucharadita de pimienta blanca o negro

Preparación:

Derretir la mantequilla en la sartén a fuego lento. Agregar la harina y revolver para mezclar.

Verter el caldo a la mezcla de harina y seguir revolviendo durante 1 minuto.

Añadir el vino, el zumo de limón, alcaparras y pimienta. Continuar revolviendo y cocinar hasta que espese, alrededor de 3 a 5 minutos.

Servir la salsa sobre el pescado, pollo, carne o pasta cocida u hortalizas.

Composición

Proteínas: 0 g

Hidratos de carbono: 1 g

Grasa: 4 g

Colesterol: 11 mg

Sodio: 55 mg

Potasio: 28 mg

Fósforo: 8 mg

Calcio: 3 mg

Fibra: 0 g

Salsa de arándanos

Ingredientes

Una lata de ½ kg de arándanos

300 gr de piña troceada y escurrida

100 gr de puré de manzana

300 gr de fresas congeladas y escurridas

Preparación

En un bol grande mezclar todos los ingredientes juntos hasta que se mezclen.

Conservar en un recipiente tapado en la nevera hasta que esté listo para servir.

Composición:

Calorías: 56

Proteínas: 0 g

Hidratos de carbono: 14 g

Grasa: 0 g

Colesterol: 0 mg

Sodio: 13 mg

Potasio: 40 mg

Fósforo: 5 mg

Calcio: 4 mg

Fibra: 0,7 g

Salsa de hierbas

Ingredientes

1 cucharadita de pimienta negra

2 cucharaditas de ajo en polvo

1 cucharadita de sal de apio

1 cucharadita de semillas de apio

2 cucharaditas de mostaza seca

2 cucharaditas de pimentón

Preparación

Mezclar todos los ingredientes y guardarlos en un recipiente hermético.

Composición

Calorías: 13

Proteínas: 1 g

Hidratos de carbono: 1 g

Grasa: 0 g

Colesterol: 0 mg

Sodio: 251 mg

Potasio: 46 mg

Fósforo: 19 mg

Calcio: 16 mg

Fibra: 0.6 g

Salsa de Chili Rojo

Ingredientes

2 cucharadas de aceite de girasol

3 cucharadas de cebolla finamente picada

1 diente de ajo, picados

2 cucharadas de harina blanca

1 / 2 cucharadita de orégano molido

1 cucharadita de comino molido

1 / 2 taza de chiles rojos secos, en polvo

2-1/2 tazas de agua

1 / 4 cucharadita de sal

1 cucharadita de azúcar

Preparación:

En una sartén echar el aceite de girasol a fuego medio. Saltear las cebollas y el ajo hasta que estén tiernos.

Incorporar la harina hasta que se mezcle, agregar el comino y orégano. Cocinar y revolver durante 3 minutos, luego retirar del fuego.

Agregar el chile en polvo y revolver para mezclar. Poner de nuevo la cacerola al fuego y echar el agua, la sal y el azúcar.

Calentar la salsa hasta que hierva, revolviendo constantemente. Reducir el fuego y cocinar lentamente durante 5 minutos.

Enfriar la salsa hasta que esté lista para usar.

Composición:

Calorías 52

Proteína 1 g

Carbohidratos 3 g

Grasa 4 g

Colesterol 0 mg

Sodio 118 mg

Potasio 134 mg

Fósforo 24 mg

Calcio 23 mg

Fibra 2,3 g

Salsa de Chimichurri

Ingredientes

1 taza de perejil fresco picado

1 / 2 taza de zanahoria rallada

1 / 2 taza de cebolla picada

1 / 2 taza de pimiento rojo, picado

1 / 3 taza de aceite de oliva virgen

3 cucharadas de vinagre blanco

1 cucharadita de orégano seco

1 cucharadita de pimiento rojo molido

1 / 2 cucharadita de pimienta negra

1 / 4 taza de caldo de pollo bajo en sodio

Preparación

En un bol grande, mezclar todos los ingredientes excepto el caldo de pollo.

Batir para mezclar bien. Agregar el caldo para humedecer la salsa y tenga la consistencia de puré de manzana.

Probar y agregar más vinagre si se desea (la salsa debe quedar muy condimentada).

Servir la salsa con la carne o las aves de corral. Meter en la nevera la salsa sobrante un máximo de 3 días.

Composición

Calorías: 58

Proteínas: 0 g

Hidratos de carbono: 2 g

Grasa: 6 g

Colesterol: 0 mg

Sodio: 6 mg

Potasio: 62 mg

Fósforo: 8 mg

Calcio: 11 mg

Fibra: 0.5 g

Salsa de pepino y eneldo

Ingredientes

1 taza de pepino, cortado en cuadrados

1 cucharadita de zumo de limón

1 / 2 taza de nata baja en grasa

1 cucharada de eneldo fresco picado

1 cucharada de cebolla roja, cortada en cuadrados

1 cucharadita de miel

1 cucharadita de rábano picante

Preparación

Colocar el pepino en cuadrados dentro de un bol y mezclar con zumo de limón.

Mezclar la nata baja en grasa, eneldo, cebolla, rábano picante miel en un bol y echar suavemente el pepino en la mezcla anterior

Enfriar hasta que esté listo para servir.

Composición:

Calorías: 34

Proteínas: 1 g

Hidratos de carbono: 3 g

Grasa: 2 g

Colesterol: 7 mg

Sodio: 16 mg

Potasio: 72 mg

Fósforo: 18 mg

Calcio: 30 mg

Fibra: 0.2 g

Salsa de piña

Ingredientes

Una lata de 250 gr de piña en su propio zumo troceada

1 / 4 taza de cebolla picada

2 cucharadas de cilantro picado

1 diente de ajo, picado

1 cucharada de pimiento jalapeño (opcional)

Preparación

Escurrir la piña y colocar en un recipiente de cristal

Agregar los condimentos y mezclar bien.

Enfriar durante varias horas o toda la noche para mezclar los sabores.

Composición

Calorías: 16

Proteínas: 0 g

Carbohidratos: 4 g

Grasa: 0 g

Colesterol: 0 mg

Sodio: 3 mg

Potasio: 35 mg

Fósforo: 3 mg

Calcio: 1,0 mg

Fibra: 0.3 g

Salsa de rábano picante

Ingredientes

2 cucharaditas de rábano picante

1 / 2 taza de nata

1 / 2 cucharadita de nuez moscada molida

Preparación:

Combinar los ingredientes en un bol pequeño y revuelva para mezclar.

Enfriar hasta que esté listo para servir.

Composición:

Calorías: 54

Proteínas: 1 g

Hidratos de carbono: 1 g

Grasa: 5 g

Colesterol: 11 mg

Sodio: 21 mg

Potasio: 42 mg

Fósforo: 22 mg

Calcio: 30 mg

Fibra: 0.1 g

Consejos útiles:

Esta salsa de rábano picante añade más sabor a los platos de carne asada como las chuletas de carne de vacuno, cordero o cerdo, y también en las verduras cocidas.

La salsa de rábano picante se conserva en la nevera durante una semana.

Ingredientes

1 pimiento verde, sin semillas y cortado en trozos

1 / 2 cebolla mediana, cortada en trozos

8 dientes de ajo

3 / 4 taza de pimiento rojo asado en conserva lavado y escurrido

1 taza de cilantro fresco

1 / 3 taza de agua

1 / 4 taza de aceite de oliva

Preparación

Colocar el pimiento verde, cebolla y ajo en una batidora y picar.

Agregar el pimiento rojo asado, cilantro, el agua y el aceite de oliva.

Mezclar en una salsa de consistencia similar. Añadir más agua para diluirlo.

Composición

Calorías: 33

Proteínas: 0 g

Hidratos de carbono: 1 g

Grasas: 3 g

Colesterol: 0 mg

Sodio: 91 mg

Potasio: 37 mg

Fósforo: 7 mg

Calcio: 8 mg

Fibra: 0.3 g

Salsa de Tomate

Ingredientes

1 taza de repollo, finamente picada

1 / 3 taza de cebolla finamente picada

Un pimiento jalapeño, picado

1 cucharada de cilantro, picado

1 cucharada de zumo de limón

Preparación

 Mezclar todos los ingredientes en un bol pequeño y utilizar como condimento.

Composición

Calorías: 4

Proteínas: 0 g

Hidratos de carbono: 1 g

Grasa: 0 g

Colesterol: 0 mg

Sodio: 1 mg

Potasio: 25 mg

Fósforo: 3 mg

Calcio: 4 mg

Fibra: 0.2 g

Salsa dulce de vinagre

Ingredientes

1 / 4 taza de vinagre de sidra

1 / 3 taza de mermelada de albaricoque o melocotón

1 / 3 taza de azúcar morena

2 cucharadas de mantequilla sin sal

Preparación

En una olla pequeña, calentar los ingredientes a fuego lento durante 5 minutos. Remover con frecuencia.

Servir caliente la salsa sobre la carne o las aves de corral.

Composición

Calorías: 86

Proteínas: 0 g

Hidratos de carbono: 14 g

Grasas: 3 g

Colesterol: 8 mg

Sodio: 3 mg

Potasio: 41 mg

Fósforo: 4 mg

Calcio: 6 mg

Fibra: 0.3 g

Salsa italiana

Ingredientes

1 cucharada de hojas secas de perejil, picado

1 / 4 cucharadita de orégano molido

1 / 2 cucharadita de tomillo

1 / 4 cucharadita de mejorana

1 / 2 cucharadita de semillas de apio molidas

1 / 4 cucharadita de ajo en polvo

1 cucharadita de azúcar

1 / 8 cucharadita de sal

1 pizca de pimienta negra

1 / 2 taza de vinagre de vino

1 / 2 taza de aceite de girasol

Preparación

Mezclar los condimentos juntos.

Añadir el vinagre y el aceite.

Agitar bien para mezclar.

Composición:

Calorías: 65

Proteínas: 0 g

Hidratos de carbono: 1 g

Grasa: 7 g

Colesterol: 0 mg

Sodio: 18 mg

Potasio: 10 mg

Fósforo: 1 mg

Calcio: 3 mg

Fibra: 0 g

Vinagreta cremosa

Ingredientes

2 cucharadas de vinagre de sidra

2 cucharadas de zumo de limón

1 diente de ajo, picados

1 cucharadita de mostaza de Dijon

1 cucharadita de comino molido

1 / 2 taza de nata

2 cucharadas de aceite de oliva

1 / 4 cucharadita de pimienta negra

Preparación

Echar todos los ingredientes de la salsa en un bol pequeño y mezclar bien.

Verter la mezcla en un tarro de cristal y enfriar hasta que esté listo para servir.

Composición

Calorías: 68

Proteínas: 0 g

Hidratos de carbono: 2 g

Grasa: 7 g

Colesterol: 6 mg

Sodio: 27 mg

Potasio: 38 mg

Fósforo: 16 mg

Calcio: 32 mg

Fibra: 0

Vinagreta de Estragón

Ingredientes

1.2 chalota picada

1 cucharadita de ajo asado en puré

1 / 2 taza de estragón fresco picado

1 / 4 taza de vinagre

1 / 4 taza de vinagre de estragón

1 cucharada de azúcar

1 / 4 cucharadita de pimienta roja

1 / 4 cucharadita de pimienta negra

1 / 4 cucharadita de sal

6 cucharadas de aceite de semillas de sésamo

Preparación:

Mezclar todos los ingredientes excepto el aceite en una licuadora y batir hasta que quede suave durante aproximadamente un minuto.

Pasar a un tazón y echar en el aceite. No emulsionar.

Verter en un frasco de cristal y meter en la nevera hasta su uso.

Composición:

Calorías: 104

Proteínas: 0 g

Hidratos de carbono: 3 g

Grasa: 10 g

Colesterol: 0 mg

Sodio: 68 mg

Potasio: 48 mg

Fósforo: 6 mg

Calcio: 12 mg

Fibra: 0.1 g

ARROZ PASTAS Y PANES

Arroz Blanco

Ingredientes

1 vaso de arroz blanco

2 vasos de caldo de pollo bajo en sodio

1 / 3 vaso de apio, en rodajas finas

1 / 3 vaso de cebolla cortada en rodajas finas

1 / 3 vaso de champiñones en rodajas finas

1 cucharadita de margarina baja en sal

1 / 2 cucharadita de pimienta negra

Preparación

Verter el arroz en una cacerola. Añadir el caldo de pollo a la cacerola. Calentar a fuego medio-alto hasta que hierva. Agregar el apio, la cebolla, champiñones hasta que hierva el caldo. Presionar ligeramente las verduras en el caldo. Reducir el fuego y tapar. Cocinar 20 minutos o hasta que el caldo se haya evaporado y el arroz esté tierno. Agregar la margarina y la pimienta. Mezclar hasta que el arroz esté bien cubierto.

Análisis

Calorías: 84, Proteínas: 4 g, Hidratos de carbono: 17 g, Grasa: 0 g, Colesterol: 0 mg, Sodio: 40 m, Potasio: 85 mg, Fósforo: 42 m, Calcio: 13 m, Fibra: 0.5 g.

Ensalada de macarrones

Ingredientes

3 vasos de macarrones cocidos

1 pimiento morrón

1 cebolla picada

1 pimiento verde picado

3 huevos duros, picados

1 / 2 vaso de mayonesa

1 rama de apio picado

Pimentón (rociar)

Pimienta negra (rociar)

Preparación:

Cocinar los macarrones, enjuagar con agua fría y escurrir bien. Combinar todos los ingredientes: macarrones, pimientos, cebolla, pimiento verde, huevos, mayonesa y apio. Mezclar bien. Espolvorear con pimentón y pimienta negra. Dejar enfriar y servir. *Sugerencias*: puede omitir la mayonesa y el aceite de uso y vinagre para bajar de sodio. Se podrá omitir la cebolla o apio y añadir los guisantes verdes, pepinos o perejil.

Análisis

Calorías 111, Proteína 4, Grasa 4, 53 mg de colesterol, Sodio 78 m, Potasio 97 m, Fósforo 53 mg.

Ensalada de pasta pajaritas

Ingredientes:

2 vasos de pasta cocida tipo pajarita

1 / 4 vaso de apio picado

2 cucharadas de pimiento rojo picado

2 cucharadas de zanahoria rallada

2 cucharadas de cebolla morada finamente picada

1 / 8 cucharadita de pimienta

1 / 2 vaso de mayonesa baja en grasa

1 / 2 cucharadita de azúcar

1 cucharada de zumo de limón

Preparación:

Mezclar la pasta, el apio, pimiento rojo, zanahoria y cebolla morada en un bol. En otro bol más pequeño, preparar el aderezo: mezcla la pimienta, la mayonesa, el azúcar y el zumo de limón hasta que quede suave. Verter la mezcla de aderezo sobre la pasta y las verduras y mezclar hasta que esté bien cubierto. Enfriar y servir.

Análisis

Calorías: 302, Proteínas: 3 g, Hidratos de carbono: 19, Grasa: 24 g, Colesterol: 28 mg, Sodio: 178 m, Potasio: 98 mg, Fósforo: 50 mg, Calcio: 13 mg, Fibra: 1 g.

Masa de pizza fácil

Ingredientes

1 vaso de agua

1 / 4 vaso de aceite de girasol

3 vasos de harina

1 paquete de levadura química

Preparación

Precalentar el horno a 250 ° grados. Verter el agua en un vaso medidor e introducir en el microondas a potencia media. Agregar el aceite de girasol y reservar. Combinar 2 vasos de harina, y la levadura en un bol grande. Añadir agua caliente, el aceite y revolver para formar la masa. Mezclar la harina añadiendo media vaso adicional. Colocar la masa sobre una tabla enharinada. Espolvorear con harina y amasar 5 a 6 minutos hasta que esté suave y elástica. Agregar más harina según sea necesario para evitar que se pegue. Dividir la masa en dos y formar de bolas. Cubrir la masa y deje levar durante 10 minutos. Colocar en una bandeja de horno echando un poquito de aceite para que no se pegue. Repartir la salsa en cada pizza y añadir los ingredientes. Hornear a 300º durante 12 a 16 minutos hasta que se haga y se dore por encima.

Análisis

Calorías: 214, Proteína: 5g, Hidratos de carbono: 32, Grasas: 7, Colesterol: 0 mg, Sodio: 68 m, Potasio: 71 mg, Fósforo: 50 m, Calcio: 1 mg, Fibra: 1.3 g.

Pasta con coliflor

Ingredientes:

2 cucharadas de aceite de oliva

1 cebolla mediana, finamente picada

3 dientes de ajo, picados

½ coliflor cruda

Pimienta negra y el pimiento rojo picado al gusto

1 litro de caldo de pollo bajo en sodio

½ kg de espagueti cocido

8 cucharadas 8 cucharadas de queso parmesano

Preparación

Lavar la coliflor y cortar en trozos pequeños. Calentar el aceite en una olla grande a fuego medio. Agregar la cebolla picada y el ajo y sofreír por 5 minutos hasta que la cebolla esté transparente. Bajar el fuego para que no se queme. Añadir la coliflor, el pimiento rojo y negro y saltear durante 5 minutos más. Agregar el caldo de pollo y dejar hervir. Reducir a fuego lento y dejar cocer la coliflor al punto de cocción deseado. Escurrir la pasta y poner de nuevo en la olla para cocinar. Añadir varias cucharadas del caldo de la mezcla de coliflor a la pasta y revolver para evitar que se pegue. Dividir la pasta en porciones individuales y cubrir con cucharadas de la coliflor y el caldo. Añadir una cucharada de queso parmesano rallado y pimienta negra si se desea.

Análisis

Calorías: 313, Proteínas: 10, Hidratos de carbono: 48 g, Grasa: 6, Colesterol: 4 mg, Sodio: 115 mg, Potasio: 354 m, Fósforo: 183 mg.

Pasta con pollo y espárragos y queso Feta

Ingredientes

Un paquete de ½ kg de pasta seca

2 cucharadas de aceite de oliva

2 mitades de pechuga de pollo, cortada en cubos

Pimienta al gusto

Ajo en polvo al gusto

1 / 2 vaso de caldo de pollo bajo en sodio

Un manojo de espárragos, limpios, cortados en diagonal

1 diente de ajo, picado

1-1/2 cucharaditas de orégano seco

1 / 4 vaso de queso feta, desmenuzado

Preparación

Poner una olla grande con agua a hervir. Agregar la pasta y cocinar como se indica en la caja o de 8 a 10 minutos. Escurrir y reservar. Calentar 3 cucharadas de aceite de oliva en una sartén grande a fuego medio-alto. Añadir el pollo y sazone con pimienta y ajo en polvo. Cocinar hasta que el pollo esté bien cocido y dorado, unos 5 minutos. Retirar el pollo y colocarlo sobre papel absorbente para quitarle el exceso de aceite. Verter el caldo de pollo en la sartén. Añadir los espárragos, ajo picado, una pizca más de ajo en polvo orégano y la pimienta. Tapar y cocinar al vapor hasta que los espárragos estén tiernos, aproximadamente 5 minutos. Echar el pollo a la sartén dándole vueltas. Revolver la mezcla de pollo en la pasta y mezclar bien. Dejar reposar unos 5 minutos. Rociar con 2 cucharadas de aceite de oliva, agitar de nuevo, y luego espolvorear con el queso feta.

Análisis

Calorías: 376, Proteínas: 18 g, Hidratos de carbono: 49, Grasa: 12 g, Colesterol: 25 mg, Sodio: 110 mg, Potasio: 243 mg, Fósforo: 193 mg, Calcio: 58 mg, Fibra: 2.9 g.

Pan de calabaza

Ingredientes

2 vasos de azúcar

2 vasos de calabaza en lata

2 / 3 vasos de agua

4 huevos grandes

1 / 2 vaso de aceite de oliva

1 / 2 cucharadita de levadura química

1 cucharadita de canela

1 cucharadita de jengibre

3-1/2 vasos de harina blanca

Preparación

Precalentar el horno a 200° grados. En un bol batir el azúcar, la calabaza, agua, huevos y aceite. Añadir la levadura química, la canela, el jengibre y la harina. Revolver hasta que quede suave. Verter la mezcla en 3 moldes para pan y hornear durante 45 minutos o hasta que al insertar un palillo salga limpio.

Análisis

Calorías: 145, Proteínas: 3 g, Hidratos de carbono: 24 g, Grasa: 5 g, Colesterol: 28 mg, Sodio: 171 m, Potasio: 61 mg, Fósforo: 38 m, Calcio: 15 m, Fibra: 0.8 g.

Pan de nueces y arándanos

Ingredientes

1-1/2 vasos de arándanos

2 vasos de harina

1 vaso de azúcar

1-1/2 cucharaditas de levadura química

1 / 2 cucharadita de bicarbonato de sodio

1 / 2 vaso de jugo de manzana

1 cucharadita de ralladura de naranja

2 cucharadas de margarina derretida sin sal

1 huevo ligeramente batido

1 / 4 vaso de nueces picadas

2 cucharadas de agua caliente

Preparación:

Cortar cada arándano por la mitad con un cuchillo de pelar y reservar. Precalentar el horno a 200° grados. Engrasar un molde para pan. En un recipiente aparte, echar el zumo de manzana, cáscara de naranja, la margarina derretida y el huevo batido. Añadir a la mezcla de harina y revolver hasta que la harina se integre .Mezclar los arándanos y las nueces. Agregar el agua caliente. Colocar en un molde y hornear 1 hora y 10 minutos. Comprobar si el pan está en su punto introduciendo un palillo en el centro del mismo y si sale limpio es que está hecho. Sacar del horno y dejar enfriar sobre una rejilla.

Análisis

Calorías: 214, Proteínas: 4 g, Hidratos de carbono: 40 g, Grasa: 5 , Colesterol: 21 mg, Sodio: 143 mg, Potasio: 85 mg, Fósforo: 58 mg, Calcio: 49 m, Fibra: 1.4 g.

BEBIDAS

Batido de chocolate

Ingredientes

1 cucharada de cacao, sin azúcar

1 cucharada de agua fría

1 cucharada de azúcar

4 claras de huevo

3 cucharadas de nata congelada baja en grasa

Preparación

Mezclar en un bol el cacao el agua fría y el azúcar. Añadir las claras de huevo y la nata baja en grasa congelada batida hasta que quede completamente integrada.

Composición

Calorías: 215, Proteínas: 29 g, Hidratos de carbono: 18 g, Grasas: 3, Colesterol: 0 mg, Sodio: 430 m, Potasio: 503 mg, Fósforo: 78 m, Calcio: 26 mg, Fibra: 1.8 g

Base de limonada

Ingredientes

½ litro de agua

1-1/4 vasos de azúcar

1 / 2 cucharadita de cáscara de limón finamente rallada

½ litro de zumo de limón o lima

Cubitos de hielo

Preparación

En una cacerola mediana, mezclar el agua y el azúcar a fuego medio hasta que el azúcar se disuelva. Retirar del fuego y dejar enfriar 20 minutos. Agregar la cáscara y el jugo de cítricos a la mezcla de azúcar. Verter la mezcla en un frasco o jarra, cubrir y enfriar en la nevera. Se conserva hasta 3 días. Servir en un vaso con los cubitos de hielo.

Composición

Grasa: 0 g, Colesterol: 0 mg, Sodio: 2 m, Potasio: 39 mg, Fósforo: 2 mg, Calcio: 4 mg, Fibra: 0.1 g.

Batido de Vainilla

Ingredientes

1 cucharada de azúcar o edulcorante bajo en calorías.

1 / 4 cucharadita de extracto de vainilla

4 claras de huevo

3 cucharadas de nata batida congelada

Preparación

Mezclar todos los ingredientes en la batidora hasta conseguir que quede como una crema. Servir.

Composición

Calorías: 207, Proteínas: 28 g, Hidratos de carbono: 17, Grasas: 3 g, Colesterol: 0 mg, Sodio: 377 m, Potasio: 372 mg, Fósforo: 34 mg, Calcio: 16 m, Fibra: 0 g.

Café con canela y avellanas

Ingredientes

Una cafetera de café preparado

Canela molida para espolvorear y avellanas picadas

Leche desnatada

Preparación

Preparar el café en una cafetera. Verter en tazas pequeñas. Espolvorear la canela en cada taza y echar el café, a continuación poner la leche y por último echar por encima las avellanas picadas.

Composición

Calorías: 49, Proteínas: 0 g, Hidratos de carbono: 8 g, Grasa: 2 g, Colesterol: 0 mg, Sodio: 9 mg, Potasio: 107 m, Fósforo: 7 mg, Calcio: 5 mg, Fibra: 0 g.

Chocolate caliente

Ingredientes

1 vaso de agua muy caliente

1 cucharada de cacao sin azúcar

2 cucharaditas de edulcorante bajo en calorías

2 cucharadas de agua fría

Preparación

Calentar 1 vaso de agua. Mientras que el agua se calienta, mezclar de cacao en polvo y el edulcorante en un vaso. Añadir agua fría y mezclar hasta formar una pasta fina. Agregar agua caliente al vaso. Dar vueltas con una cuchara para disolver la pasta y servir.

Composición

Calorías: 59, Proteínas: 1 g, Carbohidratos: 7, Grasas: 3 g, Colesterol: 0 mg, Sodio: 7 mg, Potasio: 82 mg, Fósforo: 40 m, Calcio: 12 mg, Fibra: 1.8 g.

Granizado de fresa y limonada

Ingredientes

1 / 2 vaso de limonada o base de limonada.

4 fresas frescas o congeladas

1 cucharada de azúcar

Cubitos de hielo

Preparación

En una licuadora mezclar las fresas, la base de limonada, y 1 cucharada de azúcar. En la licuadora ir mezclando los cubitos de hielo echándolos de uno en uno a través de la apertura hasta que todo quede completamente integrado. Servir.

Composición

Calorías: 128, Proteínas: 0 g, Hidratos de carbono: 33 g, Grasa: 0 g, Colesterol: 0 mg, Sodio: 2 m, Potasio: 148 mg, Fósforo: 20 mg, Calcio: 15 m, Fibra: 1.6 g

Licuado de canela

Ingredientes

1 / 2 cucharadita de canela en polvo

1 cucharada de azúcar

1 / 8 cucharadita de extracto de vainilla

4 claras de huevo pasteurizado

3 cucharadas de nata baja en grasa batida congelada

Preparación

Mezclar la canela y el azúcar. Agregar 2 claras de huevo y mezclar bien. Después añadir la vainilla y nata a la mezcla anterior y batir hasta que quede todo homogéneo. Servir.

Composición

Calorías: 207, Proteínas: 28 g, Hidratos de carbono: , Grasas: 3 , Colesterol: 0 m, Sodio: 428 mg, Potasio: 427 mg, Fósforo: 39 m, Calcio: 30 mg, Fibra: 0.6 .

Licuado de canela

Ingredientes

1 / 2 cucharadita de canela en polvo

1 cucharada de azúcar

1 / 8 cucharadita de extracto de vainilla

4 claras de huevo pasteurizado

3 cucharadas de nata baja en grasa batida congelada

Preparación

Mezclar la canela y el azúcar. Agregar 2 claras de huevo y mezclar bien. Después añadir la vainilla y nata a la mezcla anterior y batir hasta que quede todo homogéneo. Servir.

Composición

Calorías: 207, Proteínas: 28 g, Hidratos de carbono: , Grasas: 3 , Colesterol: 0 m, Sodio: 428 mg, Potasio: 427 mg, Fósforo: 39 m, Calcio: 30 mg, Fibra: 0.6 .

Sandía de verano

Ingredientes

1 vaso de hielo picado

1 trozo grande de sandía sin semillas

2 cucharaditas de zumo de limón

1 cucharada de azúcar

Preparación

Colocar todos los ingredientes en una licuadora y mezclar unos 30 segundos. Verter la mezcla en 2 vasos pequeños y tomar.

Composición

Calorías: 52, Proteínas: 0 g, Hidratos de carbono: 13, Grasa: 0 g, Colesterol: 0 mg, Sodio: 1 mg, Potasio: 96 m, Fósforo: 9 m, Calcio: 6 m, Fibra: 0.3 g.

Sidra caliente

Ingredientes

4 vasos de zumo de manzana

4 vasos de zumo de arándanos bajo en azúcar

2 palitos de canela

6 clavos de olor

1 / 2 cucharadita de pimienta de Jamaica

Una bolsa de té de canela con sabor a canela

Preparación

Colocar todos los ingredientes en un cazo grande. Dejar reposar por una hora o más y retirar la bolsa de té. Servir bien caliente en un vaso de sidra.

Composición

Calorías: 44, Proteínas: 0 g, Hidratos de carbono: 11 g, Grasa: 0 g, Colesterol: 0 mg, Sodio: 22 mg, Potasio: 88 mg, Fósforo: 6 mg, Calcio: 8 mg, Fibra: 0,1 mg.

Zumo de limón

Ingredientes

2 cucharaditas de zumo de limón

4 cucharaditas de azúcar

4 claras de huevo

3 cucharadas de nata batida baja en grasa congelada

Preparación

Mezclar todos los ingredientes y añadir la crema batida baja en grasa hasta que quede todo completamente integrado. Servir.

Composición

Calorías: 227, Proteínas: 28 g, Hidratos de carbono: 22 g, Grasas: 3 g, Colesterol: 0 mg, Sodio: 428 mg, Potasio: 433 mg, Fósforo: 39 mg, Calcio: 19 m, Fibra: 0 g.

CARNES Y MARISCOS

Alas de Pollo Sabrosas

Ingredientes

2 cucharadas de salsa de soja baja en sodio

2 cucharadas de miel

2 cucharadas de azúcar moreno

2 cucharadas de azúcar blanca

2 cucharaditas de todas las especias

2 cucharaditas de tomillo seco

2 cucharaditas de salsa picante

1 cucharadita de jengibre

1 cucharadita de ajo picado

4 cebollas medianas, picadas

1 / 4 vaso de zumo de arándano

1 docena de alitas de pollo

Preparación

Mezclar todos los ingredientes excepto las alitas de pollo. Poner a un lado parte de la marinada. Colocar las alas de pollo en un recipiente o bolsa grande de plástico con cierre hermético. Verter el adobo adicional sobre las alas. Cubrir y dejar marinar en la nevera de 4 a 6 horas. Precalentar el horno a 250° grados. Colocar las alitas de pollo en una bandeja para hornear y asar durante 30 minutos aproximadamente. Mientras tanto, en una cacerola pequeña, poner el resto de la marinada hasta el punto de ebullición y reducir hasta que espese ligeramente. Después de 20 minutos, sacar el pollo del horno y echar la marinada sobrante encima de las alas. Subir la temperatura del horno a 300° grados y seguir asando las alas de pollo durante otros 20 minutos hasta que esté hecho.

Composición

Calorías: 352, Proteínas: 28 g, Hidratos de carbono: 15 g, Grasa: 20 g, Colesterol: 87 mg, Sodio: 191 mg, Potasio: 242 mg, Fósforo: 163 mg, Calcio: 32 m, Fibra: 0.3 g.

Asado de Cordero

Ingredientes

1 pierna de cordero deshuesada y enrollada

2 cucharadas de hojas de orégano seco

1 ramillete de hojas de romero fresco y picado

2 dientes de ajo, picados o triturados

Pimienta al gusto

4 cucharadas de mantequilla o margarina baja en sal a temperatura ambiente

Zumo de 1 limón

1 vaso de agua

Preparación

Precalentar el horno a 250° grados. Lavar y cortar ligeramente la grasa del cordero y apartarla. Mezclar el orégano, el romero, el ajo, la sal y la pimienta y la mitad de la mantequilla o margarina en un bol pequeño. Hacer cortes en la pierna de cordero con un cuchillo afilado y meter en los mismos las hierbas mezcladas con la mantequilla. Extender las hierbas restantes y la mezclar de mantequilla sobre el cordero Echar por encima del cordero el zumo de limón, e introducir en el horno durante 1 hora aproximadamente. Después de una hora, agregar el agua a la grasa en la sartén y rociar con frecuencia hasta que la carne esté bien dorada y tierna.

Composición

Calorías: 318, Proteínas: 30 g, Carbohidratos: 0, Grasa: 22, Colesterol: 118 mg, Sodio: 326 mg (114 mg, si se prepara sin sal), Potasio: 394 mg, Fósforo: 228 mg.

Bacalao al cilantro y lima

Ingredientes

1 / 2 bote de mayonesa baja en grasa

1 ramillete de cilantro fresco picado

2 cucharadas de zumo de limón

½ kg de filetes de bacalao

Aceite de girasol para cocinar

Preparación

En un bol mediano mezclar la mayonesa baja en grasa, el cilantro y el zumo de limón. Separar un poco para servir como salsa de pescado. Con un pincel de cocina untar el pescado con la mezcla de la mayonesa. Rociar una sartén grande con aceite de girasol y calentar a fuego medio-alto. Añadir los filetes de bacalao y cocinar dando vuelta una vez, durante 8 minutos o hasta que el pescado esté firme pero húmedo Servir con salsa de cilantro y lima.

Composición

Calorías: 292, Proteínas: 20 g, Hidratos de carbono: 1, Grasa: 23 g, Colesterol: 57 mg, Sodio: 228 mg, Potasio: 237 mg, Fósforo: 128 m, Calcio: 14 m, Fibra: 0 g.

Barbacoa de pollo al limón y romero

Ingredientes

3 pechugas de pollo con hueso y sin piel

Aceite de oliva o vegetal

1 vaso de zumo de limón

1 / 2 cucharadita de pimienta negra

1 a 2 cucharaditas de ajo en polvo

1 a 2 cucharadas de romero seco

Preparación

Limpiar el pollo bajo el chorro de agua fría y secar con un papel de cocina. Colocar las pechugas de pollo en una fuente para hornear tipo pyrex. Verter el aceite y el zumo en un frasco y agitarlo enérgicamente hasta que se mezcle bien. Añadir la pimienta negra, ajo en polvo y romero seco, reservando dos cucharadas para su uso posterior. Agregar el resto de las especias a la mezcla de limón, aceite y agitar hasta que se mezclen. Espolvorear una cucharadita de las especias reservados sobre el pollo, tapar y dejar marinar durante la noche o por lo menos 8 horas. Pre-calentar el horno a 200 ° grados y meter el pollo durante 25 minutos. Retirar del horno el pollo y espolvorear con el resto de la mezcla de especias. Hornear de nuevo durante otros 25 a 30 minutos o hasta que los trozos de pollo estén dorados. Sacar el pollo colocándolo sobre una fuente de servir y verter jugo sobrante por encima.

Composición

Calorías: 341, Proteínas: 23 g, Carbohidratos: 7 , Grasa: 25 g, Colesterol: 70 m, Sodio: 66 mg, Potasio: 271 mg, Fósforo: 145 mg, Calcio: 31 m, Fibra: 0,9 g.

Brochetas de pollo y verduras

Ingredientes

6 muslos sin hueso, pollo sin piel

1 calabacín mediano

1 pimiento rojo

1 cebolla mediana

Escabeche

1 cucharada de mermelada de melocotón

2 cucharadas de aceite de oliva

2 cucharadas de zumo de limón

1 cucharadita de hierbas provenzales (albahaca, orégano, romero, tomillo, ajedrea y mejorana)

Preparación

Para hacer la marinada, echar la mermelada de melocotón en un recipiente mediano que sirva para el microondas a potencia media durante unos 10 minutos. Añadir el aceite de oliva, jumo de limón, y las hierbas provenzales. Mezclarlo todo bien. Enjuagar los muslos de pollo y secarlos con papel de cocina. Pintar con una brocha de cocina los muslos cortados en 4 partes y tapar con film de plástico. Meterlos en la nevera y reservar. Mientras tanto se cortan las verduras en trozos uniformes y una vez fuera de la nevera los mulos de pollo, se van formando las brochetas. Calentar la parrilla de una barbacoa a fuego medio. Colocar las brochetas en la parrilla y asar de 12 a 15 minutos dándoles la vuelta para que se asen todo por igual.

Composición

Calorías 275, Proteína 24 g, Carbohidratos 10 g, 15 g de grasa, 79 mg de colesterol, Sodio 226 mg, Potasio 405 m, Fósforo 183 m, Calcio 28, Fibra 1.6.

Camarones en salsa de ajo (con bajo contenido proteico)

Ingredientes

½ kg de pasta sin cocer (la que a uno le guste)

3 cucharadas de mantequilla o margarina sin sal

3 dientes de ajo, picados

1 cebolla pequeña picada

1 / 2 kg de camarones crudos y pelados

1 tarrina pequeña de queso crema bajo en grasa batido

1 vaso pequeño de nata líquida baja en grasa

1 vasito de vino blanco

2 cucharadas de albahaca fresca, picada

Pimienta negra al gusto

Preparación

Hervir 3 litros de agua en una olla grande Agregar la pasta y dejar cocer según las indicaciones del paquete. Mientras que la pasta esté hirviendo, derretir la mantequilla en una sartén a fuego medio. Agregar el ajo y la cebolla y cocinar durante 1 minuto. Echar los camarones y cocinar hasta que el color naranja aparezca, de 1 a 2 minutos. Retirar los camarones de la sartén y reservar. Bajar el fuego y agregar el queso crema a la sartén. Mezclar con la cebolla, el ajo y la mantequilla para hacer una salsa suave. Agregar la nata baja en grasa y remover. A continuación, añadir el vino y seguir removiendo hasta que esté todo integrado y verter encima de los camarones. Escurrir la pasta ponerla encima de una fuente para servir colocando encima los camarones y la salsa. Sazonar con 1 / 2 cucharada de albahaca fresca picada y pimienta negro.

Composición

Calorías: 403, Proteínas: 19, Hidratos de carbono: 34 g, Grasa: 21 g, Colesterol: 132 mg, Sodio: 161 mg, Potasio: 203 m, Fósforo: 219 mg, Calcio: 63 mg, Fibra: 1.3 g.

Carne con salsa de curry

Ingredientes

3 cucharadas de harina blanca

1 cucharadita de ajo, picados

1 cucharadita de jengibre picado

2 cucharadas de curry en polvo

4 cucharadas de aceite vegetal

Caldo de pollo bajo en sodio

2 zanahorias picadas finamente

1 rama de apio picada

1 cebolla mediana picada

1 paquete pequeño de champiñones cortados en rodajas

1 manzana picada

1 / 2 cucharadita de pimienta blanca

1 kg de carne para guisar

Preparación

En una sartén grande, echar todos los ingredientes y ponerlo a fuego medio. Revolver hasta que el curry se convierte en pasta. Poco a poco agregar el caldo y seguir dando vueltas hasta que la salsa esté suave. Añadir las verduras, manzana y pimienta blanca. Cocinar a fuego lento, revolviendo constantemente, durante 15 minutos, o hasta que estén bien mezclados. Llevar a ebullición la salsa y añadir la carne. Cocinar a fuego lento de 1-1/2 horas dando vueltas regularmente y servir.

Composición

Calorías: 281, Proteínas: 33 g, Hidratos de carbono: 8 g, Grasa: 13, Colesterol: 70 mg, Sodio: 128 m, Potasio: 517 mg, Fósforo: 267 m, Calcio: 35 mg, Fibra: 2.0 g.

Carne estofada

Ingredientes

1 kg de carne para estofar

2 cucharaditas de pimienta negra

2 cucharadas de aceite de girasol

1 cebolla mediana picada

1 rama de apio cortada en cuadrados

1 zanahoria mediana cortada en cuadrados

3 hojas de laurel desmenuzadas

1 cucharada de perejil fresco picado

2 vasos de caldo de carne bajo en sodio

2 a 3 vasos de agua

2 cucharadas de vinagre balsámico

Preparación

Espolvorear la carne con pimienta negra. En una olla calentar el aceite a fuego medio-alto y dorar la carne 5 minutos dando vueltas para que no se pegue. Retirar la carne y agregar la cebolla, el apio y las zanahorias y dejar que cueza unos 4 minutos. Añadir las hojas de laurel y el perejil a la mezcla de vegetales, y colocar la carne en la parte superior de los vegetales. Verter el caldo, el agua y el vinagre balsámico sobre la carne para cubrir y calentar hasta que el líquido hierva. Cubrir la olla y cocinar en el horno a 250° grados durante 1-

1/2 horas. Dar la vuelta a la carne y dejarla un poco más hasta que quede blanda y se pueda cortar con un cuchillo. Cuando se haya hecho la carne la sacamos y agregamos un vaso de agua en la sartén dando vuelta a los líquidos para que se consuman un poco y después echarlos por encima de la misma. Servir caliente.

Composición

Calorías: 212, Proteínas: 27 g, Hidratos de carbono: 4, Grasa: 9, Colesterol: 81 mg, Sodio: 164 mg, Potasio: 365 m, Fósforo: 242 mg, Calcio: 19 m, Fibra: 1 g.

Cazuela de berenjenas y mariscos

Ingredientes

2 berenjenas,

1 cebolla mediana, picada

1 pimiento, picado

1 rama de apio picado

2 dientes de ajo

1 / 4 vaso de aceite de oliva

1 limón exprimido

1 cucharada de salsa Worcestershire (salsa inglesa)

1 / 4 cucharadita de pimienta roja y negra

1 / 2 cucharadita de Tabasco

1 vaso de arroz cocido

1 paquete pequeño de queso parmesano rallado

Pimienta de cayena al gusto

3 huevos batidos

1 paquete de carne de cangrejo o surimi (sucedáneo de pescado)

1 / 4 kg de camarones hervidos

Migas de pan tostado, para el relleno

2 cucharadas de mantequilla derretida, baja en sal

Preparación

Precalentar el horno a 250° grados. Pelar y cortar la berenjena en cuadrados. Colocar en una cacerola mediana, cubrir con agua y hervir hasta que estén tiernos, aproximadamente 5 minutos. Escurrir bien en un colador y reservar. Saltear la cebolla, el pimiento, el apio y el ajo en aceite de oliva hasta que estén tiernos, pero no dorada. Volver a saltear las verduras junto con la berenjena añadiendo el zumo de limón, la salsa inglesa, las pimientas, tabasco, arroz, queso parmesano, pimienta y huevos. Mezclarlo todo bien. A continuación, añadir los mariscos a la mezcla de verduras y colocarlo en una cazuela engrasada. Espolvorear con el pan rallado tostado, la mantequilla y colocarlo en la parte superior del horno durante unos 30 minutos hasta que la superficie comience a dorarse.

Composición

Calorías: 216, Proteínas: 13 g, Hidratos de carbono: 14 g, Grasa: 12 g, El colesterol: 138, mg, Sodio: 229 mg, Potasio: 359 mg, Fósforo: 148 mg, Calcio: 79 mg, Fibra: 2.3 g.

Cazuela de pollo y arroz

Ingredientes

2 cucharadas de aceite de oliva

2 cucharadas de mantequilla sin sal

1 / 3 vaso de harina blanca

1 / 4 cucharadita de pimienta negra

1 vaso de caldo de pollo bajo en sodio

½ l de nata baja en grasa

1-1/2 vasos de arroz blanco cocido

2 vasos de cubitos de pollo o pavo, bajo en sodio

1 paquete de champiñones frescos laminados

1 / 2 pimiento verde picado

1 / 2 cebolla picada

Preparación

Calentar el horno a 200 grados. Engrasar un molde apto para el horno con aceite de oliva. En una cacerola grande, calentar el aceite de oliva y la mantequilla sin sal a fuego lento. Después de la mantequilla se derrita, agregar la harina y la pimienta negra. Cocinar a fuego lento, revolviendo hasta que la mezcla esté suave y burbujeante. Retirar del fuego. Agregar el caldo y la nata baja en grasa. Calentar hasta que hierva, revolviendo constantemente. Dejar que vuelva a hervir durante un minuto. Añadir el arroz cocido, pollo o pavo, champiñones, pimiento verde y cebolla. Verterlo en el molde y hornear sin tapar durante unos 45 minutos.

Composición

Calorías: 467, Proteínas: 24 g, Hidratos de carbono: 32, Grasa: 27, Colesterol: 78 m, Sodio: 237, Potasio: 349 m, Fósforo: 238 mg, Calcio: 32 m, Fibra: 1.0 g.

Chuletas de cerdo al horno

Ingredientes

1 / 2 vaso de harina

1 huevo batido con 1 / 4 vaso de agua

200 gr de copos de maíz bajo en sal

6 chuletas de cerdo cortadas de un dedo de grosor

Aceite de girasol para engrasar

2 cucharadas de margarina sin sal, derretida

1 cucharadita de pimentón

6 mitades de melocotones en lata escurrido el almíbar

Preparación

Colocar la harina en un bol. Batir el huevo con el agua en un plato y los copos de maíz bajos en sodio triturados en un plato hondo. Rebozar las chuletas de cerdo en harina, después ponerlas en la mezcla de huevo y por último en los copos de maíz bajos en sodio. Colocar las chuletas en una bandeja de hornear engrasada con aceite de girasol y espolvorear con pimentón metiéndolas en la nevera 1 hora. Precalentar el horno a 200° grados y hornear las chuletas de cerdo durante 40 minutos o hasta que esté hecho. Cubrir cada chuleta de cerdo con la mitad de un melocotón y servir.

Composición

Calorías: 337, Proteínas: 24 g, Hidratos de carbono: 29 g, Grasa: Colesterol: 86 mg, Sodio: 249 mg, Potasio: 375 m, Fósforo: 204 mg, Calcio: 31 mg, Fibra: 1.8 g.

Chuletas de cerdo con salsa de arándano

Ingredientes

6 chuletas de lomo de cerdo sin hueso (aproximadamente de 1 cm cada uno)

1 / 4 cucharadita de pimienta negra molida

2 cucharaditas de fécula de maíz (maicena)

1 vaso de jugo de cranapple (zumo de arándano y manzana)

2 cucharaditas de miel

1 bolsa de arándanos secos

1 cucharada de estragón fresco picado

1 cucharada de perejil fresco, picado

3 vasos de arroz blanco cocido caliente

Preparación

Espolvorear pimienta sobre las chuletas de cerdo. Rociar una sartén antiadherente grande con aceite y asar las chuletas a fuego medio durante 3 o 4 minutos por cada lado o hasta que estén ligeramente doradas. Sacar las chuletas de la sartén y mantenerlas calientes. En un bol pequeño, mezclar la maicena, el jugo y la miel hasta que esté suave. Añadir a la sartén, removiendo para que no se pegue y agregar los arándanos, el estragón y el perejil. Llevar la mezcla a ebullición y cocine 2 minutos más o hasta que espese y se formen burbujas. Echar los lomos de cerdo a la sartén. Reducir el fuego, cubrir y cocinar a fuego lento durante 4 a 6 minutos. Servir sobre arroz blanco.

Composición

Calorías: 406, Proteínas: 27 g, Hidratos de carbono: 43 g, Grasa: 14 g, Colesterol: 78 mg, Sodio: 75 mg, Potasio: 435 m, Fósforo: 270 m, Calcio: 29 m, Fibra: 1.4 g.

Fletán con salsa de limón

Ingredientes

1 cucharada de zumo de limón

1 cucharada de aceite de oliva

3 filetes de fletán

Aceite de girasol

4 vasos de arroz blanco cocido

Limón,

salsa de alcaparras baja en sal

3 cucharadas de mantequilla o margarina sin sal

3 cucharaditas de harina

1 vaso de caldo de pollo bajo en sodio

1 / 2 vaso de vino blanco

2 cucharadas de zumo de limón

1-1/2 cucharaditas de alcaparras

1 / 4 cucharadita de pimienta blanca

Preparación

Mezclar una cucharada de zumo de limón y aceite de oliva en una bolsa grande con cierre. Añadir el fletán y dejar marinar durante 5 minutos. Rociar una sartén antiadherente con aceite y clocarla encima del fuego a temperatura media. Poner el fletán en una sartén y cocinar 3 minutos. Dar la vuelta y cocinar 2 minutos más y colocar el pescado en una fuente. Para hacer la salsa, derretir la mantequilla o margarina en la sartén a fuego lento, agregar la harina y dar vueltas con una cuchara de madera. Verter el caldo de pollo en la mezcla de harina y continuar removiendo por espacio de un minuto. Añadir el vino, el zumo de limón, alcaparras y pimienta. Continuar dando vueltas y cocer hasta que espese de 3 a 5 minutos. En una fuente de cristal disponer el pescado y al lado el arroz blanco como guarnición.

Composición

Calorías: 427, Proteínas: 20, Hidratos de carbono: 47 g, Grasa: 15, Colesterol: 48 m, Sodio: 199 mg, Potasio: 470 m, Fósforo: 256 m, Calcio: 75 m, Fibra: 0.9 g.

Pastel de cabracho

Ingredientes

½ kg de cabracho de cangrejo

1 huevo

1 pimiento verde finamente picado

1 cebolla picada

Unas galletas bajas en sodio picadas

1 / 2 bote de mayonesa baja en grasa

1 cucharada de mosvaso en polvo

1 cucharadita de pimienta negro

1 cucharada de perejil

2 cucharadas de jumo de limón

1 cucharada de ajo en polvo

Una pizca de pimienta cayena

3 cucharadas de aceite de oliva o vegetal

Preparación

Mezclar todos los ingredientes y formar unas hamburguesas. Calentar el aceite en una sartén a fuego medio. Cocinar las hamburguesas de aproximadamente 4 a 5 minutos, o hasta que se dore. Dar la vuelta a las hamburguesas y dejar que se doren, unos 4 minutos. Servir caliente.

Composición

Calorías: 188, Proteínas: 13 g, Hidratos de carbono: 5, Grasa: 13 g, Colesterol: 111 m, Sodio: 342 m, Potasio: 317 m, Fósforo: 185 mg, Calcio: 52 m, Fibra: 0.5 g

Pastel de carne de pavo

Ingredientes

½ kg de pavo picado

Un paquete de salchichas de pavo

1 huevo entero, más la clara de otro huevo

Pan rallado

Perejil fresco, picado

1 cucharada de salsa inglesa

1 cucharadita de sazonador italiano (albahaca seca, orégano, romero, tomillo, salvia, ajedrea y mejorana)

1 / 2 cucharadita de pimienta negra

Preparación

Precalentar el horno a 250° grados. Mezclar todos los ingredientes en un recipiente grande hasta que queden bien integrados. Verterlo en un molde para horno o recipiente tipo pyrex engrasado y dejarlo hacer durante 1 hora. Sacarlo del horno, colocarlo en otra fuente para que se enfríe y cortarlo en trozos.

Composición

Calorías: 197, Proteínas: 20 g, Hidratos de carbono: 9, Grasa: 9 g, Colesterol: 85 mg, Sodio: 305 mg, Potasio: 314 mg, Fósforo: 206 mg, Calcio: 49 mg, fibra: 0.4 g.

Pavo relleno de col

Ingredientes

Media col verde

½ kg de pavo picado

Un paquete de salchichas de pavo

1 cebolla pequeña picada finamente

1 pimiento verde picado

1 cucharada de salsa inglesa Worcestershire

Preparación

Precalentar el horno a 200° grados. Quitar el corazón de la col haciendo una cavidad para rellenar. Mezclar el pavo, salchicha, la cebolla, el pimiento y la salsa Worcestershire en un bol grande e introducirlo dentro de la col. Inserte 4-5 palillos de dientes alrededor del exterior de la col para que no se salga el relleno y colocarlo encima de una bandeja para horno o recipiente adecuado. Verter medio vaso de agua en la bandeja de horno y dejar hornear durante 45 minutos aproximadamente. Retirar del horno y dejar reposar 10 minutos antes de cortar. Servir caliente.

Composición

Calorías: 151, Proteínas: 15 g, Carbohidratos: 7 g, Grasa: 7 g, Colesterol: 46 m, Sodio: 194 mg, Potasio: 442 m, Fósforo: 168 mg, Calcio: 50 m, Fibra: 2.0 g

Pollo asado

Ingredientes

2 cucharaditas de aceite de oliva

1 pollo entero

Pimienta al gusto

2 cabezas de ajo enteras

2 ramitas de romero frescas

1 limón

Preparación

Precalentar el horno a 250° grados. Agregar el aceite de oliva a la sartén y comenzara a calentar. Lavar el pollo y secarlo con papel de cocina. Espolvorear el pollo por dentro con la pimienta. Colocar 1 cabeza de ajo entera y 2 ramitas de romero en el interior de pollo.

Agregar el pollo a la sartén y dorar por todos lados. Después de dorar, exprimir el jugo del limón en la sartén el pollo y el lugar no cubierto con carne de pollo en el horno. Durante la cocción, con una cuchara bañar el pollo con la salsa periódicamente. Comprobar después de 1 hora y 30 minutos y cerciorarse si están hechos cuando al pinchar el pollo en la parte más gruesa con la punta de un cuchillo en la parte sale limpia.

Composición

Calorías: 246, Proteínas: 21 g, Carbohidratos: 0 g, Grasa: 18 g, Colesterol: 65 mg, Sodio: 240 m, Potasio: 190 mg, Fósforo: 155 m, Calcio: 15 mg, Fibra: 0 g.

Pollo a la albahaca

Ingredientes

4 pechugas de pollo sin piel mitades (eliminar la grasa visible)

100 gr de margarina o mantequilla sin sal derretida

1 / 4 vaso de albahaca fresca, picada

1 cucharada de queso parmesano rallado

1 / 4 cucharadita de ajo en polvo

Unas ramitas de albahaca fresca

Preparación

Precalentar el horno a 200° grados. Colocar las mitades de pechuga de pollo en un recipiente de cristal apto para horno. Machacar cada pechuga de pollo con un tenedor para ablandar la carne y se haga por igual, y dejar unos 30 minutos hasta que se doren. Derretir la mantequilla sin sal en un bol de cristal e introducir en el microondas durante 15 segundos y dar vueltas para que el calor se distribuya y se deshaga mejor. Sacar la mantequilla derretida y mezclar el queso parmesano, albahaca, ajo en polvo a mano o con una batidora. Verter la mezcla por encima de las pechugas y servir calientes.

Composición

Calorías: 252, Proteínas: 27 g, Carbohidratos: 0 g, Grasa: 16 g, Colesterol: 74 mg, Sodio: 231 mg, Potasio: 246 m, Fósforo: 210 m, Calcio: 31 m, Fibra: 0.1 g.

Pollo a la parrilla con piña

Ingredientes

1 vaso de jerez seco

1 vaso de zumo de piña

1 cucharada de salsa de soja baja en sodio

1 ½ de pechuga de pollo limpia sin piel

4 rodajas de piña

Preparación

Colocar todos los ingredientes en una bolsa de estilo zip-lock. (bolsa para asar). Meter en la nevera y dejar marinar durante toda la noche. Colocar el pollo marinado en la parrilla de la barbacoa y asar durante 15 a 20 minutos hasta que esté hecho. Por último, colocar la piña encima la parrilla y dejarla asar 2 minutos por cada lado. Servir en la parte superior de cada pechuga de pollo.

Composición

Calorías: 211, Proteínas: 26 g, Hidratos de carbono: 20 g, Grasas: 3 , Colesterol: 67 mg, Sodio: 215 m, Potasio: 376 mg, Fósforo: 198 mg, Calcio: 21 mg, Fibra: 0.5 g.

Pollo al curry con manzanas

Ingredientes

8 pechugas de pollo deshuesadas

Pimienta al gusto

2 manzanas medianas, peladas, sin semillas y picadas finamente

2 cebollas pequeñas, picadas

1 diente de ajo, pelado y picado

3 cucharadas de mantequilla sin sal

1 cucharada de curry en polvo

1 / 2 cucharada de albahaca seca

3 cucharadas de harina blanca

1 vaso de caldo de pollo bajo en sodio

1 vaso de leche de arroz.

Preparación

Precalentar el horno a 200° grados. Colocar las pechugas de pollo en una fuente para horno y espolvorear la pimienta al gusto. Reservar. En una sartén, rehogar la manzana, cebolla y ajo en la mantequilla a fuego medio hasta que esté tierno. Añadir el curry en polvo y la albahaca y mezclar muy bien y saltear. Incorporar la harina, y continuar la cocción. Añadir el caldo de pollo y leche de arroz, dando vueltas. Retirar del fuego. Verter la mezcla de la salsa sobre las pechugas de pollo, y hornear durante 50-60 minutos, o hasta que el pollo esté cocido.

Composición

Calorías: 232, Proteínas: 29, Hidratos de carbono: 11, Grasa: 8, Colesterol: 85 mg, Sodio: 118 mg, Potasio: 323 m, Fósforo: 225 m, Calcio: 34 mg, Fibra: 1.2 g.

Pollo al curry

Ingredientes

5 cucharadas de aceite vegetal

3 / 4 cucharadita de semillas de comino enteras

1 rama de canela

2 hojas de laurel

1 / 4 cucharadita de pimienta en grano

2 cebollas blancas picadas finamente

2 dientes de ajo, picados

Un trozo de jengibre pelado y picado

1 tomate mediano, pelado y picado

1 kg de pollo troceado y sin piel

1-1/2 cucharaditas de pimienta de cayena

1 / 2 cucharadita de garam masala (canela, clavo, nuez moscada y pimienta negra)

Preparación

Calentar el aceite en una sartén grande a fuego medio-alto. Cuando esté caliente, poner las semillas de comino, canela, hojas de laurel y granos de pimienta. Remover. Agregar la cebolla, el ajo y el jengibre. Remover hasta que la cebolla esté blanda. Añadir los tomates, el pollo, y la pimienta de cayena. Dar vueltas para mezclar y llevar a ebullición. Cocina a fuego lento durante 25 minutos o hasta que el pollo esté tierno. Espolvorear el garam masala y cocinar, removiendo suavemente durante unos 5 minutos para reducir el líquido.

Composición

Calorías: 269, Proteínas: 21, Hidratos de carbono: 6 g, Fibra: 1.5 g, Grasa: 18 g, Colesterol: 67 m, Sodio: 350 mg, Potasio: 286 m, Fósforo: 139 m, Calcio: 28 mg.

Pollo al curry con manzanas

Ingredientes

8 pechugas de pollo deshuesadas

Pimienta al gusto

2 manzanas medianas, peladas, sin semillas y picadas finamente

2 cebollas pequeñas, picadas

1 diente de ajo, pelado y picado

3 cucharadas de mantequilla sin sal

1 cucharada de curry en polvo

1 / 2 cucharada de albahaca seca

3 cucharadas de harina blanca

1 vaso de caldo de pollo bajo en sodio

1 vaso de leche de arroz.

Preparación

Precalentar el horno a 200° grados. Colocar las pechugas de pollo en una fuente para horno y espolvorear la pimienta al gusto. Reservar. En una sartén, rehogar la manzana, cebolla y ajo en la mantequilla a fuego medio hasta que esté tierno. Añadir el curry en polvo y la albahaca y mezclar muy bien y saltear. Incorporar la harina, y continuar la cocción. Añadir el caldo de pollo y leche de arroz, dando vueltas. Retirar del fuego. Verter la mezcla de la salsa sobre las pechugas de pollo, y hornear durante 50-60 minutos, o hasta que el pollo esté cocido.

Composición

Calorías: 232, Proteínas: 29, Hidratos de carbono: 11, Grasa: 8, Colesterol: 85 mg, Sodio: 118 mg, Potasio: 323 m, Fósforo: 225 m, Calcio: 34 mg, Fibra: 1.2 g.

Pollo con ajo y vinagre balsámico

Ingredientes

4 pechugas de pollo, deshuesadas, sin piel

1 a 1-1/2 cucharaditas de pimienta negra

1 cucharada de aceite de oliva

8 dientes de ajo, pelados

3 / 4 kg de champiñones en rodajas

1 / 2 vasito de vinagre balsámico

3 / 4 vaso de caldo de pollo bajo en sodio

1 hoja de laurel

1 / 4 cucharadita de tomillo hojas

1 cucharada de harina de maíz (maicena)

Preparación

Lavar y quitar la grasa de las pechugas de pollo. Salpimentar ambos lados de la pechuga de pollo con la pimienta. Calentar el aceite en una sartén antiadherente a fuego medio-alto y freír hasta que esté bien dorada por un lado (unos 3 minutos). Agregar al pollo el ajo y las setas. Remover el pollo y los champiñones con un tenedor de madera para evitar que se peque y cocinar unos 3 minutos. En un bol pequeño, mezclar el vinagre balsámico, el caldo de pollo bajo en sodio, el laurel, el tomillo y la maicena. Agregar la mezcla en la sartén con el pollo. Revolver hasta que la salsa se espese. Tapar y cocinar a fuego moderado-bajo durante unos 10 minutos. Retirar la hoja de laurel y el ajo antes de servir. Servir sobre arroz o pasta.

Composición

Calorías: 211, Proteínas: 30 g, Carbohidratos: 7 g, Grasa: 7 g, Colesterol: 73 mg, Sodio: 88 mg, Potasio: 337 m, Fósforo: 230 m, Calcio: 34 mg, Fibra: 0.5 g.

Pollo al limón con verduras

Ingredientes

1 pimiento verde cortado en tiras

1 pimiento rozo cortado en tiras

½ kg de judías verdes

1 zanahoria mediana cortada en rodajas finas

Dos pechugas de pollo sin piel y deshuesadas

2 cucharadas de zumo de limón

1 cucharada de aceite de oliva

3 / 4 cucharadita de hojas secas de tomillo

1 / 4 cucharadita de pimienta negra

Preparación

Colocar los pimientos, judías verdes y las zanahorias en un molde para el horno y poner las pechugas de pollo sobre las verduras. Añadir el zumo de limón y aceite de oliva. En un bol pequeño, añadir la pimienta negra y el tomillo. Mezclar bien. Rociar uniformemente sobre el pollo y las verduras. Cubrir el plato con una envoltura de plástico. Poner el microondas a temperatura alta durante 10 a 12 minutos hasta que el pollo esté tierno y los jugos del mismo sean claros. Sacar el pollo y colocarlo en una fuente. Servir caliente.

Composición

Calorías: 196, Proteínas: 27 g, Carbohidratos: 7 g, Grasa: 7 g, Colesterol: 70 mg, Sodio: 81 mg, Potasio: 399 mg, Fósforo: 211 mg, Calcio: 36 mg, Fibra: 1.9 g.

Pollo al limón

Ingredientes

1 / 4 vaso de zumo de limón

1 / 4 vaso de caldo de pollo bajo en sodio

2 cucharadas de aceite de oliva

1 cucharadita de orégano seco

1 hoja de laurel, desmenuzada

2 pechugas de pollo sin piel

Preparación

Mezclar el jugo de limón, caldo de pollo bajo en sodio, el orégano aceite de oliva, y la hoja de laurel en un recipiente de vidrio o una bolsa zip lock (bolsa para asar). Agregar las pechugas de pollo, a su vez para cubrir, y dejar marinar 2 horas Asar a la parrilla o grill durante 5-6 minutos por cada lado o hasta que esté bien cocido.

Composición

Calorías: 203, Proteínas: 26 g, Hidratos de carbono: 2 g, Grasa: 10 g, Colesterol: 70 mg, Sodio: 91 m, Potasio: 246 mg, Fósforo: 193 m, Calcio: 21 m, Fibra: 0.2 g.

Pollo en salsa de romero y ajo

Ingredientes

½ l de caldo de pollo bajo en sodio

1 / 2 vaso de vinagre balsámico

1 / 2 vaso de vino blanco

1 cucharada de romero fresco, cortado en trozos pequeños

6 pechugas de pollo deshuesadas partidas por la mitad y sin piel

1 cabeza de ajo, cortada en rodajas

2 cucharadas de aceite de oliva

Aceite de oliva para engrasar la sartén

Pimienta negra (opcional, a gusto)

Preparación

Mezclar el caldo, vinagre balsámico, vino blanco y romero en un recipiente de cristal para horno tipo Pyrex. Agregar las pechugas de pollo y dejar marinar durante la noche o un mínimo de 4 horas. En una sartén añadir el aceite y poner a fuego medio-alto y saltear el ajo en rodajas hasta que estén ligeramente dorados. Retirar el ajo y reservar. Retirar el pollo de la marinada y espolvorear con pimienta negra. Cocinar a fuego alto aproximadamente un minuto por cada lado, justo hasta que el pollo esté bien dorado. Verter el adobo sobre el pollo, agregar las rodajas de ajo salteado y bajar a fuego medio. Tapar y cocinar a fuego lento unos 15 minutos, dando vueltas a las pechugas de pollo durante 7 minutos aproximadamente. Retirar el pollo de la sartén y volver a poner el fuego a fuerte. Llevar el líquido a ebullición y luego reducir el fuego a medio alto, dando vueltas constantemente hasta que tenga una consistencia de jarabe.

Composición

Calorías: 210, Proteínas: 28 g, Hidratos de carbono: 4 g, Grasa: 7 g, Colesterol: 70 m, Sodio: 85 mg, Potasio: 277 mg, Fósforo: 208 m, Calcio: 26 mg, Fibra: 0.2 g.

Pollo picante

Ingredientes

1 / 4 vaso de vinagre balsámico

1 / 4 vaso de aceite de oliva

1 cebolla pequeña picada

Hierbas sin sal o especias al gusto (por ejemplo: romero, albahaca, orégano, ajo en polvo, pimienta y pimentón)

1 pechuga de pollo grande

Preparación

En un vaso medidor, el vinagre balsámico y aceite de oliva. Batir. Agregar la cebolla, las hierbas y batir de nuevo para hacer el adobo para el pollo. Verter el adobo sobre el pollo y meter en una bolsa zip especial para asar e introducirlo en la nevera durante la noche. Retirar el pollo de la marinada y freír n una sartén mediana durante varios minutos por cada lado o hasta que esté bien cocido.

Composición

Calorías: 413, Proteínas: 28 g, Carbohidratos: 7 g, Grasa: 30 g, Colesterol: 73 mg, Sodio: 66, Potasio: 373 m, Fósforo: 218 m, Calcio: 44 m, Fibra: 1.7 g.

Lenguado con salsa de estragón Crema

Ingredientes

2 cucharadas de aceite de oliva

1 cebolla mediana cortada en rodajas

1 diente de ajo, picado

1 cucharadita de estragón seco

1 / 2 cucharadita de albahaca, seca

1 vaso pequeño de vino blanco seco

1 vaso de zumo de limón fresco

2 cucharadas de aceitunas rellenas de pimiento verde, cortadas en rodajas

1 / 3 vaso de nata baja en grasa

4 lenguados en filetes

Preparación

Calentar el aceite en una sartén a fuego lento, saltear las cebollas y el ajo hasta que estén tiernos. Agregar las hierbas y añadir el vino, el zumo de limón, las aceitunas y la nata. Calentar durante 1 minuto. Retirar del fuego y reservar. Enrollar los filetes de pescado, y pinchar con un palillo para que no se deshaga. Meterlo en el microondas y echar por encima un chorrito de aceite. Verter la salsa sobre los filetes de pescado, tapar con film de plástico y volverlo a meter en el microondas durante 4 minutos. Retirar los palillos de cada filete y servir caliente rociado con la salsa.

Composición

Calorías: 216, Proteínas: 22 g, Hidratos de carbono: 3 g, Grasa: 12, Colesterol: 65 mg, Sodio: 188 mg, Potasio: 388 mg, Fósforo: 269 mg, Calcio: 52 mg, Fibra: 0.3 g.

Salmón a la parrilla

Ingredientes

2 filetes de salmón fresco

1 cucharadita de pimienta

1 / 2 vaso de jugo de limón

Aceite de girasol.

Preparación

Preparar el salmón fresco y espolvorear la pimienta. Añadir el limón sobre el pescado y engrasar los filetes de salmón con el aceite de girasol. Colocar sobre la parrilla caliente y cocinar a fuego medio durante unos 20 minutos o hasta que el pescado llegue a punto de cocción deseado. Servir caliente.

Composición

Calorías: 161, Proteínas: 23 g, Carbohidratos: 0, Grasa: 8 g, Colesterol: 63 m, Sodio: 49 m, Potasio: 556, Fósforo: 227 mg, Calcio: 15 mg, Fibra: 0.

Solomillo de cerdo con mostaza

Ingredientes

1 cucharada de pimienta negra molida

2 cucharaditas de pimentón

Pan rallado

1 ramillete de perejil picado fresco

2 cucharadas de aceite de oliva

2 cucharadas de mostaza

2 filetes de solomillo de cerdo

1 rábano picante cortado en rodajas

1 cucharada de azúcar moreno

1 / 2 vaso de nata baja en grasa

Preparación:

Precalentar el horno a 200° grados. Mezclar la pimienta, el pimentón, pan rallado, perejil y aceite de oliva en un bol pequeño. Poner los solomillos encima de una bandeja forrada de papel vegetal y echar la mezcla por encima. Introducir en el horno de 30 a 45 minutos aproximadamente. Una vez hechos los solomillos los dejamos reposar durante unos 15 minutos y luego cortarlos. Para hacer la salsa, calentar la mostaza, rábano picante y azúcar moreno en una cacerola pequeña a fuego medio y remover para que no se pegue. Bajar el fuego y añadir la nata baja en grasa. Retirar del fuego y servir sobre el solomillo.

Composición

Calorías: 184, Proteínas: 17 g, Hidratos de carbono: 5 g, Grasa: 7 g, Colesterol: 48 mg, Sodio: 177 m, Potasio: 295 mg, Fósforo: 164 mg, Calcio: 28 mg, Fibra: 0.3 g,

Truchas al horno a la parrilla

Ingredientes

2 truchas

1 cucharada de aceite de girasol u oliva

1 cucharadita de pimienta y de limón

1 / 2 cucharadita de pimentón

Preparación:(al horno)

Precalentar el horno a 250° grados. Lavar y secar los filetes de trucha y frotar ligeramente con aceite. En una fuente de horno, colocar los filetes de la piel hacia abajo. Mezclar todos los ingredientes en un bol pequeño y rociar uniformemente sobre los filetes .Introducir en el horno sin tapar durante 20 a 30 minutos o hasta que los filetes de trucha puedan desmenuzarse fácilmente con un tenedor.

Preparación:(a la plancha)

Precalentar la parrilla a fuego alto. Engrasar con aceite ligeramente los filetes de trucha. Mezclar todos los ingredientes en un bol pequeño y poner encima de cada filete de trucha. Colocar las truchas fileteadas con la piel hacia abajo y dejar que se asen por espacio de 4 minutos. Hacer lo mismo al dar la vuelta y comprobar si están hechos si con un tenedor se desmenuza con facilidad.

Composición

Calorías: 161, Proteínas: 21, Carbohidratos: 0 , Grasa: 8 g, Colesterol: 58 m, Sodio: 169 m, Potasio: 385 m, Fósforo: 227 m, Calcio: 75 mg, Fibra: 0.1 g.

ENSALADAS Y ADEREZOS

Ensalada de arándanos y manzana

Ingredientes

½ kg de arándanos frescos

4 manzanas medianas Red Delicious peladas y sin corazón

1 / 4 vaso de azúcar, o al gusto

Preparación

Colocar los arándanos, manzanas y azúcar en la batidora y batir. Ponerlo en un bol tapado y dejar enfriar por lo menos 4 horas. Remover y servir.

Composición

Calorías: 64, Proteínas: 0 g, Hidratos de carbono: 16 g, Grasa: 0 g, Colesterol: 0 mg, Sodio: 2 mg, Potasio: 66 mg, Fósforo: 9 mg, Calcio: 5 mg, Fibra: 1.8 g.

Ensalada de col asiática

Ingredientes

1 cabeza de repollo, rallado

1 / 2 vaso de castañas en conserva, hechas rodajas

4-8 cebollas finamente picada

2 cucharadas de semillas de sésamo

1 vaso de aceite de oliva

1 / 4 vaso de vinagre de sidra de manzana

1 cucharada de azúcar

Pimienta negra, al gusto

1 vaso de fideos chow mein (fideos chinos)

Preparación

Colocar el repollo rallado, la cebolla y castañas de agua en un bol grande. Disolver el azúcar en vinagre. Verter el vinagre en el aceite y batir hasta que se mezcle. Echar sobre la mezcla de repollo. Mezclar para distribuir uniformemente el aderezo. Enfriar varias horas o toda la noche. Agregar los fideos chow mein y mezclar antes de servir.

Composición

Calorías: 195, Proteínas: 2 g, Hidratos de carbono: 9 , Grasa: 18 g, Colesterol: 0 mg. Sodio: 37 mg, Potasio: 194 mg, Fósforo: 42 mg, Calcio: 5 6mg, Fibra: 2.6 g.

Ensalada de col y cilantro

Ingredientes

1 bolsa de ensalada de col

1 ramita de cilantro picado

1 pimiento rojo pequeño

2 cucharadas de aceite de oliva

1 /2 vaso de zumo de lima fresca

1 cucharadita de comino

1 / 2 cucharadita de chile o pimentón rojo en polvo

Preparación

Revolver la mezcla la ensalada de col, cilantro y el pimiento rojo. Batir el aceite de oliva, zumo de limón, el comino y el chile en polvo en un bol pequeño. Verter el aderezo sobre la mezcla de ensalada, mezclando hasta que estén cubiertos y servir.

Composición

Calorías: 65, Proteínas: 1 g, Hidratos de carbono: 4 g, Grasa: 5 g, Colesterol: 0 mg, Sodio: 14 mg, Potasio: 167 mg, Fósforo: 18 mg, Calcio: 26 mg, Fibra: 1.4 g.

Ensalada de pepino cremosa

Ingredientes

1 pepino, en rodajas finas

1 / 2 vaso de nata baja en grasa

2 cucharadas de vinagre blanco o zumo de limón

1 cucharada de azúcar

Pimienta recién molida al gusto

Eneldo fresco picado como guarnición (opcional)

Preparación

Cortar en rodajas finas el pepino. Mezclar la nata baja en grasa, el vinagre (o zumo de limón), azúcar y la pimienta. Combinar la mezcla con los pepinos y enfriar antes de servir. Decorar con eneldo fresco si se desea.

Composición

Calorías: 94, Proteínas: 1 g, Hidratos de carbono: 9 g, Grasa: 6 g, Colesterol: 16 mg, Sodio: 26 mg, Potasio: 125 mg, Fósforo: 47 mg , Calcio: 43 mg , Fibra: 0.5 g.

Ensalada de piña con naranja

Ingredientes

1 lata pequeña de piña en su propio zumo triturada

1 lata pequeña de mandarinas en conserva

1 vaso de nata baja en grasa

2 cucharadas de coco rallado

8 cerezas al marrasquino (opcional)

Preparación

Escurrir la piña y las naranjas también. Una vez escurrido, mezclar todos los ingredientes en un bol. Meter en la nevera la víspera y consumir al día siguiente.

Composición

Calorías: 127, Proteínas: 1 g, Hidratos de carbono: 24 g, Grasas: 3 g, Colesterol: 6 mg, Sodio: 31 mg, Potasio: 127 mg, Fósforo: 26 mg, Calcio: 16 mg, Fibra: 1 g.

Ensalada de piña y zanahoria

Ingredientes

800 gr de albaricoques

1 vaso de néctar de albaricoque

1 lata de piña triturada

1 / 2 vaso de azúcar

1 tarrina de queso en crema bajo en grasa

1 zanahoria rallada

Preparación

Mezclar el néctar de albaricoque y el zumo de piña como parte del líquido. Dejar enfriar en la nevera para su reposo Combinar el azúcar y el queso crema. Mezclar la mezcla del queso crema con las zanahorias todo junto y dejar en la nevera unas 3 a 4 horas para que se quede firme.

Composición

Calorías: 250, Proteínas: 4 g, Hidratos de carbono: 34 g, Grasa: 12 g, Colesterol: 31 mg, Sodio: 121 mg, Potasio: 147 mg, Fósforo: 50 mg, Calcio: 29 mg, Fibra: 0.8 g.

Ensalada de pollo

Ingredientes

Dos pechugas de pollo cocido, cortado en dados

1 rama de apio cortada en cubitos

2 manzanas pequeñas cortadas en cuadritos

3 / 4 kg de uvas sin semillas, cortadas por la mitad

1 / 4 vaso de mayonesa

1 / 4 cucharadita de canela en polvo

1 / 2 cucharadita de zumo de limón

Preparación

En un bol grande, combinar el pollo, el apio, las manzanas y las mitades de uva. Agregar la mayonesa, la canela y zumo de limón. Mezclar todos los ingredientes. Enfriar unos 30 minutos antes de servir.

Composición

Calorías: 247, Proteínas: 16 g, Hidratos de carbono: 12 g, Grasa: 15 g, Colesterol: 52 mg, Sodio: 139 mg, Potasio: 293 mg, Fósforo: 122 mg, Calcio: 22 mg, Fibra: 1.9 g.

Ensalada de pollo a la parrilla

Ingredientes

3 cucharadas de aceite de oliva

3 cucharadas de vinagre de vino tinto

2 cucharaditas de ajo en polvo

4 pechugas de pollo sin piel

1 / 2 cebolla roja pequeña, cortada en aros

12 fresas medianas

8 colines de pan blanco

Preparación

Aderezar combinando el aceite de oliva, vinagre, y ajo en polvo. Calentar una parrilla a fuego medio-alto. Colocar las pechugas de pollo en la parrilla y cocinar 8 a 10 minutos hasta que los jugos sean claros y que el pollo esté bien cocido. Retirar del calor y dejar reposar 5 minutos. Poner la lechuga, aros de cebolla y las fresas en un plato. Cortar las pechugas en diagonal, y colocar en la cama de lechuga. Verter 1 cucharada de aderezo restante sobre la ensalada. Servir la ensalada acompañada con los colines de pan blanco.

Composición

Calorías: 308, Proteínas: 29 g, Hidratos de carbono: 14 g, Grasa: 15 g, Colesterol: 70 mg, Sodio: 278 mg, Potasio: 534 mg, Fósforo: 249 mg, Calcio: 55 mg, Fibra: 2.2 g.

Ensalada de pollo con frutos y curry

Ingredientes

4 mitades de pechuga de pollo cocidas sin piel y cortada en dados.

1 tallo de apio, picados

1 / 2 de cebolla picada

1 manzana pequeña, pelada, sin semillas y picada

1 / 4 kg de uvas rojas sin semillas

1 / 4 kg de uvas verdes sin semilla

1 lata de castañas en almíbar escurridas y picadas

1 cucharadita de pimienta negra

1 / 2 cucharadita de curry en polvo

3 cucharadas de mayonesa baja en grasa

Preparación

En una ensaladera grande, combinar el pollo, el apio, la cebolla, manzana, uvas, castañas en almíbar, pimienta, curry en polvo y mayonesa. Mezclar todo junto. Servir inmediatamente o dejar enfriar.

Composición

Calorías: 238, Proteínas: 14 g, Hidratos de carbono: 5 g, Grasa: 18 g, Colesterol: 44 mg, Sodio: 162 mg, Potasio: 200 mg, Fósforo: 115 mg, Calcio: 15 mg, Fibra: 1.1 g.

Ensalada de pollo y fruta

Ingredientes

300 gr de pasta de conchitas sin cocer

3 vasos de pollo cocido en dados

1-1/2 vasos de apio, en rodajas

1-1/2 vasos de uvas negras sin pipos

Una lata pequeña de gajos de naranja o mandarina escurridos

3 / 4 vaso de mayonesa o aderezo para ensaladas

Preparación

Cocinar la pasta según el paquete. Escurrir y enjuagar con agua fría para enfriar. En un bol grande, combinar la pasta cocida y todos los ingredientes. Mezclar bien para que quede todo por igual. Tapar y meter en la nevera hasta el momento de servir.

Composición

Calorías: 380, Proteínas: 17 g, Hidratos de carbono: 31 g, Grasa: 21 g, Colesterol: 47 g, Sodio: 183 mg, Potasio: 291 mg, Fósforo: 159 mg, Calcio: 23 mg, Fibra: 1.7 g

Ensalada de Navidad con arándano

Ingredientes

Dos paquetes de gelatina de frambuesa

300 gr de piña en lata escurrida y triturada reservando su líquido.

1 bolsita de arándanos secos

100 gr de nueces picadas

3 ramas de apio cortados en daditos

1 / 2 cucharadita de ralladura de cáscara de naranja

1 / 4 vaso de azúcar

1 cucharada de vinagre

Preparación

Hacer la gelatina según las instrucciones del paquete, con zumo de piña reservado. Dejar enfriar en la nevera hasta que esté parcialmente cuajado. Cortar los arándanos y triturarlos con una batidora. Mezclar los ingredientes restantes con los arándanos, a continuación, mezclar en la gelatina parcialmente cuajada y verter el contenido en moldes y meter de nuevo en la nevera durante 3 a 4 horas hasta que esté firme.

Composición

Calorías: 165, Proteínas: 3 g, Hidratos de carbono: 35 g, Grasa: 2 g, Colesterol: 0 mg, Sodio: 63 mg, Potasio: 75 mg, Fósforo: 33 mg, Calcio: 10 mg, Fibra: 1,6 g

Ensalada de uva cremosa

Ingredientes

1 kg de uvas sin semilla

1 tarrina pequeña de queso crema bajo en grasa,

1 vaso pequeño de nata baja en grasa

1 / 2 vaso de azúcar

2 cucharaditas de vainilla

Preparación:

Mezclar el queso crema, nata, el azúcar y la vainilla en un bol de tamaño mediano. A continuación, echar las uvas y dejar enfriar. Servir.

Composición

Calorías: 168, Proteínas: 2 g, Hidratos de carbono: 22 g, Grasa: 8 g, Colesterol: 23 mg, Sodio: 58 mg, Potasio: 202 mg, Fósforo: 48 mg, Calcio: 38 mg, Fibra: 0.8 g.

Ensalada de verduras

Ingredientes

1 lechuga pequeña

1 pepino mediano

4 zanahorias pequeñas

1 / 4 kg de brócoli

2 cucharadas de vinagre balsámico

1 cucharadita de aceite de oliva

Preparación

Limpiar, lavar y secar todas las verduras. Picar la lechuga y colocar en una ensaladera. Cortar el pepino y la parte superior de la lechuga. Cortar o triturar 4 zanahorias pequeñas y colocar en una ensaladera. Cortar o separar brócoli en trozos del tamaño de una nuez Mezclar el vinagre balsámico y aceite de oliva y verter sobre la ensalada. Revolver suavemente y servir.

Composición

Calorías: 98, Proteínas: 1 g, Hidratos de carbono: 10 g, Grasa: 5 g, Colesterol: 0 mg, Sodio: 50 mg, Potasio: 303 mg, Fósforo: 45 mg, Calcio: 44 mg, Fibra: 2.0 g.

Ensalada de verduras asadas

Ingredientes

2 patatas grandes cortadas en cuadraditos

1 / 2 pimiento morrón rojo, cortado en trozos pequeños

1 / 2 pimiento amarillo, cortado en trozos pequeños

1 vaso de champiñones, limpios y reducido a la mitad

1 / 2 calabacín en rodajas

1 cucharada de ajo en polvo

1 / 4 vaso de aceite de oliva

2 cucharaditas de romero seco

1 / 2 cucharadita de pimienta negra al gusto

2 cucharaditas de vinagre balsámico

Preparación

Colocar las patatas cortadas en un recipiente grande de agua y dejar reposar por lo menos 4 horas. (Esto se llama lixiviación y quita un poco de potasio.) Hervir las patatas en agua durante 5 minutos.

Escurrir y colocar las patatas en un bol grande. Añadir los pimientos rojo y amarillo, las setas, calabacín, ajo, aceite de oliva y romero con las patatas. Mezclar bien. Asar las verduras durante 12 a 15 minutos hasta que estén ligeramente doradas en los bordes. Darles la vuelta varias veces durante la cocción. Añadir las verduras de nuevo al recipiente grande y mezclar con el vinagre balsámico. Servir caliente o a temperatura ambiente.

Composición

Calorías: 141, Proteínas: 2 g, Hidratos de carbono: 14 g, Grasa: 9 g, Colesterol: 0 mg, Sodio: 7 mg, Potasio: 240 mg, Fósforo: 48 mg, Calcio: 20 mg, Fibra: 1.8 g.

DESAYUNOS

Base para crepes

Ingredientes

3 huevos grandes

1-1/3 vasos de leche entera

3 / 4 vaso de harina blanca

3 cucharadas de mantequilla derretida sin sal

Preparación

Echar los huevos y la leche en una batidora y mezclar. Poco a poco agregar la harina y mezclar por 1 minuto. Tapar y dejar que la mezcla repose durante 1 hora. Verter la masa de crepe en un bol y batir la mantequilla sin sal derretida. Calentar una sartén a fuego medio-alto y verter un poco de aceite. Usando como medida 1 / 4 vaso, verter la mezcla en la sartén hasta que en la masa se vaya viendo burbujas. Dar la vuelta al crepé y dejar que se dore ligeramente por la otra parte.

Composición

Calorías: 76, Proteínas: 3 g, Hidratos de carbono: 6 g, Grasa: 4 g, Colesterol: 52 mg, Sodio: 39 mg, Potasio: 50 mg, Fósforo: 45 mg, Calcio: 31 mg, Fibra: 0.1 g.

Buñuelos de manzana

Ingredientes

1 tarrina pequeña de queso crema bajo en grasa temperatura ambiente

1 hogaza de pan de un día (cortado en 16 rebanadas)

8 cucharadas de mermelada de fruta

Aceite para freír

6 huevos grandes, batidos

1 cucharadita de extracto de vainilla

Preparación

Untar 1 cucharada de crema de queso sobre cada rebanada de pan. Cubrir con una cucharada de mermelada y colocar otra rebanada de pan para hacer un sándwich. Repetir hasta que se acaben todas las rebanadas. Untar con aceite una fuente para hornear y colocar los sándwiches. Mezclar los huevos batidos, y extracto de vainilla. Verter sobre las rebanadas de pan, dando vuelta para cubrir las rebanadas de manera uniforme. Cubrir y dejar en la nevera toda la noche. Precalentar el horno a 200° grados. Cubrir la fuente con papel aluminio y hornear por espacio de 1 hora. Los últimos 5 minutos de cocción, quitar el papel aluminio para dorar la parte superior.

Composición

Calorías: 389, Proteínas: 11 g, Hidratos de carbono: 51, Grasa: 15 g, El colesterol: 188 mg, Sodio: 447 mg, Potasio: 142 mg, Fósforo: 134 mg, Calcio: 74 mg, Fibra: 1.3 g.

Huevo en un agujero

Ingredientes

1 huevo

1 rebanada de pan blanco

Aceite de oliva

1 cucharadita de limón y pimienta

1 cucharadita de queso parmesano rallado o desmenuzado

1 fresa

Preparación

Utilizar un cortador de galleta para cortar el centro de la rebanada de pan tostado Rociar ambos lados del pan y del centro con el aceite de oliva. Calentar una sartén mediana y colocar los trozos de pan cortado. Cascar el huevo en el centro y sazonar con la pimienta y limón. Cocinar durante 1 a 2 minutos y dar la vuelta para cocinar del otro lado. Espolvorear el huevo con queso parmesano. Servir con una fresa fresca como decoración.

Composición

Calorías: 159, Proteínas: 9 g, Hidratos de carbono: 15 g, Grasa: 7 g, colesterol: 213 mg, Sodio: 266 mg, Potasio: 122 mg, Fósforo: 137 mg, Calcio: 85 mg, Fibra: 0.8 g.

Pan francés con natillas al horno

Ingredientes

4 rebanadas grandes de pan italiano de un centímetro de grosor

4 vasos de leche de arroz

 8 huevos

1 / 2 vaso de azúcar o edulcorante

4 cucharadas de margarina sin sal, derretida

1 cucharadita de extracto de vainilla

1 cucharadita de canela

Azúcar en polvo

Preparación

Cubrir el fondo y los lados de una bandeja de hornear con aceite o margarina sin sal. Colocar las rebanadas de pan en una capa en el del molde. Batir la leche de arroz los huevos, la margarina derretida sin sal, el azúcar, el extracto de vainilla y la canela en un bol y verter sobre las rebanadas de pan. Cubrir la bandeja con film de plástico y dejar enfriar en la nevera toda la noche. Precalentar el horno a 250° grados. Colocar la bandeja en el horno y hornear durante 40-50 minutos, hasta que, al insertar un cuchillo en el centro, éste salga limpio. Servir caliente. Espolvorear con azúcar en polvo.

Composición

Calorías: 450, Proteínas: 16 g, Hidratos de carbono: 65 g, Grasa: 14 g, Colesterol: 0 mg,

Sodio: 390 mg, Potasio: 221 mg, Fósforo: 111 mg, Calcio: 86 mg, Fibra: 0.8 g.

Tortilla de cebolla

Ingredientes

3 huevos

1 / 4 vaso de nata baja en grasa

1 cucharada de agua

Pimienta negra recién molida al gusto

1 cucharada de mantequilla o margarina sin sal

1 cebolla en rodajas muy finas

1 manzana grande tipo golden, pelada, sin semillas y cortada en rodajas finas

2 cucharadas de queso cheddar

Preparación

Precalentar el horno a 250° grados. Batir los huevos con la nata baja en grasa, agua y pimienta en un bol pequeño. Derretir la mantequilla o margarina sin sal a fuego medio. Agregar la cebolla y la manzana a la sartén y sofreír hasta que la cebolla se vuelva transparente, durante 4 a 5 minutos. Extender la mezcla de cebolla y manzana uniformemente en la sartén y espolvorear el queso cheddar sobre él. Verter la mezcla de huevo en la sartén y cocinar a fuego medio hasta que los bordes comiencen a cuajarse. A continuación, trasladar a la placa de horno y dejar que se haga, aproximadamente de 10 a 12 minutos. Cortar la tortilla por la mitad y colocarla sobre una bandeja. Servir inmediatamente.

Composición

Calorías: 307, Proteínas: 12 g, Hidratos de carbono: 22 g, Grasa: 19 g, Colesterol: 340, mg, Sodio: 212 mg, Potasio: 288 mg, Fósforo: 215 mg, Calcio: 112 mg, Fibra: 2.7g.

Tortilla de champiñón y pimientos rojos

Ingredientes

2 cucharaditas de mantequilla o margarina baja en sal.

1 / 2 kg de champiñones crudos, cortados en dados

1 cebolla pequeña, picada finamente

1 lata pequeña de pimientos rojos cortados en tiras

3 huevos grandes

1 cucharadita de salsa Worcestershire

2 cucharadas de queso crema, tipo filadelfia bajo en grasa batido

1 / 4 cucharadita de pimienta negra

Preparación

Derretir 1 cucharadita de mantequilla o margarina baja en sal, en una sartén a fuego medio. Agregar los champiñones y la cebolla y saltear durante 5 minutos hasta que la cebolla esté tierna Agregar pimiento rojo en tiras. Sacar las verduras de la sartén y reservar. Derretir 1 cucharadita de mantequilla o margarina en la sartén. Batir los huevos, agregar la salsa inglesa y cocinar a fuego medio. Cuando los huevos están parcialmente cocidos, cubrir con la mezcla de verduras. Colocar cucharadas de queso crema sobre las verduras. Continuar cocinando hasta que los huevos estén listos. Retirar del calor y doblar la tortilla por la mitad. Espolvorear con pimienta. Dividir en dos porciones y servir.

Composición

Calorías: 199, Proteínas: 11 g, Hidratos de carbono: 4 g, Grasa: 15 g, Colesterol: 341 mg, Sodio: 276 mg, Potasio: 228 mg, Fósforo: 167 mg, Calcio: 55 mg, Fibra: 0.6 g.

Tortilla de espárragos coliflor

Ingredientes

1 manojo de espárragos, cortados en trozos pequeños

1 coliflor pequeña, cortada en trozos pequeños

2 cucharaditas de aceite de oliva

1 cebolla, finamente picada

1 diente de ajo, picado

1 huevo

2 cucharadas de perejil fresco, finamente picado

1 / 2 cucharadita de pimienta recién molida

1 / 4 cucharadita de hojas secas de tomillo

1 / 4 cucharadita de nuez moscada molida

Preparación

Colocar los espárragos y trozos de coliflor en una fuente apta para microondas con un poco de agua sin que cubra las verduras Dejar cocer durante 3 a 5 minutos al vapor hasta que estén tiernas. En una sartén grande antiadherente, calentar el aceite Sofreír la cebolla hasta que esté dorada, alrededor de 7 minutos. Añadir el ajo y cocinar revolviendo, 1 minuto más.

Revolver los espárragos, coliflor, de huevo, perejil, sal, pimienta, tomillo y nuez moscada. Reducir el fuego y cocinar tapado hasta que se cuaje y dorada en la parte inferior, entre 10 y 15 minutos. Desprender los bordes con un cuchillo y volcar en un plato caliente o servir directamente de la sartén.

Composición

Calorías: 102, Proteínas: 9 g, Hidratos de carbono: 9 g, Grasas: 3 g, Colesterol: 0 mg, Sodio: 248 mg, Potasio: 472 mg, Fósforo: 97 mg, Calcio: 68 mg, Fibra: 3,88 g.

Tortilla con verduras de verano

Ingredientes

1 paquete de maíz congelado, descongelado.

1 calabacín pequeño

1 cebolla pequeña picada

2 cucharadas de agua

1 / 4 cucharadita de pimienta o negra

2 claras de huevo grande

1 huevo grande entero

1 paquete de queso cheddar rallado bajo en grasa

Preparación

Calentar una cacerola pequeña a fuego medio-alto y echar el aceite. Agregar el maíz, el calabacín y la cebolla a la sartén y saltear 4 minutos o hasta que los vegetales estén tiernos pero crujientes. Retirar del fuego. Poner en un bol el agua, la pimienta, claras de huevo y el huevo entero. En una sartén cubrir la cacerola con aceite en aerosol. Verter la mezcla de huevo en la sartén y cocinar hasta que los bordes comienzan a cuajarse (alrededor de 2 minutos). Levantar con cuidado los bordes de la tortilla con una espátula, inclinando la sartén para permitir que la mezcla de huevo sin cocinar entre en contacto con la sartén. Colocar la mezcla de vegetales en la mitad de tortilla, espolvorear el queso sobre la mezcla de vegetales. Con una espátula y doblar por la mitad. Cocinar 2 minutos más o hasta que el queso se derrita. Colocar con cuidado la tortilla en un plato.

Composición

Calorías: 187, Proteínas: 22 g, Hidratos de carbono: 12 g, Grasa: 6 g, Colesterol: 215 mg, Sodio: 270 mg, Potasio: 352 mg, Fósforo: 218 mg, Calcio: 165 mg, Fibra: 2.2 g.

HORTALIZAS

Berenjena al jengibre

Ingredientes

2 cucharadas de aceite de sésamo

2 berenjenas cortadas en rodajas

2 cucharaditas de jengibre fresco, rallado

2 dientes de ajo, picados

1 / 2 kg de setas troceadas

1 bote pequeño brotes de soja

Ramillete de albahaca fresca, picada

1 / 4 de cucharadita de chile rojo

1 cucharada de salsa hoisin, salsa similar a la agridulce, pero lleva ajo, vinagre y chile.

Preparación:

Calentar el aceite de sésamo en una sartén grande. Agregar las rodajas de berenjena, el jengibre, el ajo, las setas y brotes de soja. Sofreír a fuego medio-alto hasta que la berenjena comienza a ser transparente durante 4-6 minutos. Añadir la albahaca, y salsa de hoisin. Continuar la cocción durante 1-2 minutos. Retirar del fuego y servir.

Composición

Calorías: 91, Proteínas: 2 g, Hidratos de carbono: 6 g, Grasa: 7 g, Colesterol: 0 mg Sodio: 81 mg, Potasio: 189 mg, Fósforo: 39 mg, Calcio: 14 mg, Fibra: 1.9 g.

Calabacín Salteado

Ingredientes

1 cucharada de mantequilla sin sal

1 cucharada de aceite de oliva

1 cucharadita de semillas de comino

2 calabacines pequeños pelados y en rodajas

1 cebolla roja cortada en círculos

1 cucharadita de pimienta negra en polvo

1 cucharada de jumo de limón

Un ramillete de cilantro picado

Preparación

Calentar la mantequilla y el aceite de oliva en una sartén antiadherente a fuego medio. Sofreír las semillas de comino hasta que se doren. Añadir el calabacín y la cebolla y espolvorear con pimienta negra en polvo. Remover varias veces para mezclar. Tapar y cocinar aproximadamente 5 minutos removiendo varias veces.

Añadir el zumo de limón y hojas de cilantro picado. Mezclar, cocinar un minuto más y servir.

Composición

Calorías: 80, Proteínas: 1,0 g, Hidratos de carbono: 4 g, Grasa: 7 g, Colesterol: 8 mg, Sodio: 30 mg, Potasio: 226 mg, Fósforo: 36 mg, Calcio: 23 mg, Fibra: 1.3 g

Judías verdes con nabos

Ingredientes

½ kg de judías verdes frescas

2 nabos pelados y cortados

2 dientes de ajo, picados

1 cucharada de mantequilla sin sal

1 / 2 cucharadita de pimienta

1 / 4 cucharadita de pimentón

Preparación

Quitar los extremos de las judías verdes y cortar en 1-1/2 trozos. Pelar y cortar los nabos en 8 trozos. Colocar las verduras y el ajo en una olla de tamaño mediano. Cubrir con 3 vasos de agua y llevar a ebullición. Reducir a fuego medio y cocinar sin tapar durante 15 minutos. Retirar la olla del fuego y el agua sobrante. Añadir mantequilla y pimienta Remover suavemente para mezclar los condimentos con las verduras. Colocarlo en un plato de servir y espolvorear con el pimentón.

Composición

Calorías: 58, Proteínas: 1 g, Carbohidratos: 7 g, Grasas: 3 g, Colesterol: 8 mg, Sodio: 104 mg, Potasio: 199 mg, Fósforo: 33 m, Calcio: 36 mg, Fibra: 3.0 g.

Paella de verduras

Ingredientes

1 lata de espárragos blancos

1 brócoli cortado en florecillas

1 cucharada de oliva o aceite vegetal

1 pimiento mediano picado

2 calabacines cortados

1 / 2 cebolla picada finamente

300 gr de arroz blanco, cocido

1 / 2 cucharadita de azafrán o 1 / 4 cucharadita de cúrcuma

Preparación

Llenar una cacerola con agua suficiente para cubrir los espárragos y el brócoli. Cuando el agua rompa a hervir colocar las verduras con cuidado durante unos 4 minutos o hasta que al pinchar con la punta de un cuchillo estén tiernas. Escurrir. Calentar el aceite a fuego medio. Cocinar los espárragos, el brócoli, el pimiento, el calabacín y la cebolla en el aceite unos 5 minutos, removiendo de vez en cuando hasta que la cebolla esté tierna. Mezclar los ingredientes restantes. Cocinar durante 5 minutos moviendo frecuentemente hasta que esté caliente.

Composición

Calorías: 175, Proteína: 5 g, Hidratos de carbono: 32 g, Grasas: 3 g, Colesterol: 0 mg, Sodio: 233 mg, Potasio: 414 mg, Fósforo: 114 mg, Calcio: 49 mg, Fibra: 3.8 g.

Patatas fritas bajas en potasio

Ingredientes

2 patatas medianas peladas

1 / 2 vaso de aceite de girasol

1 / 8 cucharadita de comino molido

1 / 4 cucharadita de pimentón

1 / 8 cucharadita de pimienta blanca molida

8 cucharaditas de salsa de tomate

Preparación

Cortar las patatas y hacerlas gajos. Remojar las patatas en un bol lleno de agua y dejarlas en reposo de 2 a 4 horas para reducir el potasio. Escurrir y secar con papel de cocina. Calentar el aceite a fuego medio en una sartén. Freír las patatas durante 10 a 12 minutos hasta que estén doradas. Retirar las patatas fritas y colocarlas sobre una servilleta de papel para absorber el exceso de aceite. Espolvorear el comino, pimentón y pimienta blanca sobre las patatas calientes. Servir con dos cucharaditas de salsa de tomate.

Composición

Calorías: 156, Proteínas: 2 g, Hidratos de carbono: 21, Grasa: 7 g, Colesterol: 0 mg, Sodio: 134 mg, Potasio: 181 mg, Fósforo: 54 mg, Calcio: 10 mg, Fibra: 1.7 g.

Pepinos con Crema Agria

Ingredientes

2 pepinos medianos, pelados y en rodajas finas

1 / 4 vaso de vinagre de vino blanco (o vinagre blanco)

1 cucharada de aceite de girasol

1 cucharadita de pimienta negra

1 / 2 l. de nata baja en grasa

1 / 2 cebolla mediana, en rodajas muy finas

Preparación

Pelar y cortar los pepinos y colocarlos en un recipiente de tamaño mediano de servir. Añadir los ingredientes restantes y mezclar. Dejar reposar 30 minutos en la nevera antes de servir.

Composición

Calorías: 64, Proteínas: 1 g, Hidratos de carbono: 4 g, Grasa: 5 g,
Colesterol: 3 mg, Sodio: 72 mg, Potasio: 113 mg, Fósforo: 24 mg,
Calcio: 21 mg, Fibra: 0.8 g

Salteado de col con salsa de mosvaso

Ingredientes

1 / 2 repollo mediano

2 cucharadas de vinagre de sidra

3 cucharadas de zumo de manzana

1 cucharada de mosvaso

1 cucharada de aceite de oliva

1 / 2 cucharadita de comino

Preparación

Hacer la salsa de mosvaso en vinagre, mezclar la mosvaso, aceite de
oliva, zumo de limón, manzana y las semillas de comino. Cortar el
repollo en trozos del tamaño de una nuez. Rociar una sartén
antiadherente con aceite y calentar a fuego medio. Agregar el repollo
y saltear 8 a 10 minutos, revolviendo varias veces. Verter la salsa de
mosvaso sobre la col y remover. Reducir a fuego lento, tapar la
cacerola y cocinar a fuego lento durante 5 minutos para combinar
sabores.

Composición

Calorías: 53, Proteínas: 1 g, Hidratos de carbono: 5 g, Grasas: 3 g, Colesterol: 0 mg, Sodio: 58 mg, Potasio: 154 mg, Fósforo: 17 mg, Calcio: 27 mg, Fibra: 1.2 g.

Salteado de Verduras

Ingredientes

1 / 4 vaso de aceite de girasol

1 pimiento verde cortado en tiras

1 pimiento rojo cortado en tiras

½ kg de champiñones en rodajas

1 rama de apio picado

1 cebolla picada

1 / 2 diente de ajo, machacados

1 / 2 cucharadita de azúcar

1 / 2 cucharadita de orégano seco

1 / 4 cucharadita de pimienta

1 cucharadita de vinagre de vino

1 / 2 tomate maduro

1 bote de castañas en almíbar

Preparación

En una sartén grande, calentar el aceite. Añadir el pimiento verde, pimiento rojo, champiñones, apio, cebolla, ajo, azúcar, orégano y pimienta. Freír a fuego medio y dar vueltas hasta que los pimientos estén tiernos. Agregar el vinagre, tomate y castañas en conserva. Cocinar hasta que esté caliente y servir.

Composición

Calorías: 86

Proteínas: 1 g

Hidratos de carbono: 9 g

Grasa: 6 g

Colesterol: 0 mg

Sodio 68 mg

Potasio: 240 mg

Fósforo: 34 mg

Calcio: 16 mg

Zanahoria Cazuela

Ingredientes

3 zanahorias grandes peladas y cortadas en rodajas

12 galletas molidas bajas en sodio,

2 cucharadas de mantequilla derretida, baja en sal

1 cebolla pequeña picada finamente

1 / 4 cucharadita de pimienta negra

1 / 2 paquete de queso cheddar rallado

Preparación

Precalentar el horno a 200 °grados. Colocar las zanahorias en una cacerola grande a fuego medio-alto y dejar hervir hasta que estén blandas como para puré. Escurrir y reservar el líquido. Hacer un puré de zanahorias hasta que estén suaves. Mezclar las galletas molidas, la cebolla, la mantequilla baja en sal, la pimienta y el líquido reservado Colocar en una cazuela engrasada y espolvorear el queso rallado y hornear durante 15 minutos. Servir caliente.

Composición

Calorías: 94, Proteínas: 2 g, Hidratos de carbono: 9, Grasa: 6 g, Colesterol: 13 mg, Sodio: 174 mg, Potasio: 153 mg, Fósforo: 47 mg, Calcio: 66 mg, Fibra: 1.8 g.

POSTRES

Ambrosía

Ingredientes

200 cc de nata baja en grasa

1 / 2 vaso de azúcar en polvo

1 / 2 cucharadita de vainilla

1 lata de trozos de piña, escurridos

1 lata de melocotón en almíbar escurrida

1 lata de cerezas al marrasquino, escurridos

1 bosa de malvaviscos en miniatura (nubes de azúcar)

12 hojas de lechuga para servir (opcional)

Preparación

Mezclar la nata baja en grasa, el azúcar en polvo y la vainilla en un bol .Agregar la piña, melocotones, cerezas, y malvaviscos. Mezclar suavemente. Dejar enfriar en la nevera por lo menos 1 hora. Si se desea, servir en una hoja de lechuga.

Composición

Calorías: 176, Proteínas: 1 g, Hidratos de carbono: 36 g, Grasa: 4 g, Colesterol: 7 mg, Sodio: 17 mg, Potasio: 132 mg, Fósforo: 28 mg, Calcio: 32 mg, Fibra: 1.1 g

Galletas de anís y naranja

Ingredientes

2-1/2 vasos de harina blanca

2 cucharaditas de levadura química

2 cucharaditas de semillas de anís

1 cucharadita de ralladura de naranja (opcional)

1 / 2 vaso de azúcar

1 huevo grande

2 cucharadas de aceite de girasol

1 cucharadita de extracto de naranja

Preparación

Precalentar el horno a 200° grados y cubrir la bandeja del horno con papel vegetal. Mezclar los primeros cinco ingredientes secos en un bol grande Poner los huevos, el aceite y el extracto de naranja en un bol pequeño y batir hasta que quede espumoso, a mano con un batidor o con una batidora eléctrica durante unos 30 segundos. Verter la mezcla líquida en los ingredientes secos. Mezclar con una cuchara de madera hasta que la masa quede bien integrada. Colocar la masa sobre una superficie ligeramente enharinada y formar una bola. Cortar por la mitad y hacer dos bolas. Poner la masa sobre la bandeja de horno y hornear hasta que estén ligeramente dorados aproximadamente de 15 a 20 minutos. Sacar del horno. Utilizar un cuchillo de pan o cuchillo de sierra y cortar rebanadas haciendo unas 18 galletas por cada mitad de la masa y dejar enfriar sobre una rejilla.

Composición

Calorías: 98, Proteínas: 2 g, Hidratos de carbono: 18 g, Grasa: 2 g, Colesterol: 12 mg, Sodio: 45 mg, Potasio: 26 mg, Fósforo: 76 mg, Calcio: 43 mg, Fibra: 0.5 g.

Tarta de manzana

Ingredientes

6 manzanas medianas

2 cucharaditas de canela

2 vasos de azúcar blanco más 5 cucharadas reservadas a parte

3 vasos de harina blanca

1 vaso de aceite de girasol

4 huevos

1 vaso de zumo de naranja

1 cucharada de levadura química

2-1/2 cucharaditas de vainilla

Preparación

Precalentar el horno a 250° grados. Engrasar un molde con aceite de girasol. Pelar, el núcleo y las manzanas cortadas en trozos. Mezclar la canela y 5 cucharadas de azúcar blanco. Mezclar en trozos de manzana y reservar. Echar los ingredientes restantes en un bol y batir con una batidora eléctrica hasta que quede suave. Colocar la masa en el molde y colocar por encima los trozos de manzana. Meter al horno durante 75 minutos aproximadamente o hasta que al introducir un palillo en el centro salga limpio.

Composición

Calorías: 368, Proteínas: 4 g, Hidratos de carbono: 52 g, Grasa: 16 g, Colesterol: 53 mg, Sodio: 110 mg, Potasio: 99 mg, Fósforo: 72 mg, Calcio: 67 mg, Fibra: 1.5 g.

Crepe de manzana

Ingredientes

3 manzanas grandes peladas, sin corazón y cortadas

1 de mantequilla sin sal, derretida

1 cucharadita de canela

2 cucharadas de azúcar morena (opcional)

8 cucharadas de nata baja en grasa

Preparación

Precalentar el horno a 200º grados. Derretir la mantequilla sin sal, echar sobre las manzanas y mezclar. Espolvorear la canela y el azúcar moreno sobre las manzanas. Verter en un molde para hornear durante 30 minutos o hasta que las manzanas estén tiernas. Enrollar el crepé y la parte superior con una cucharada de nata baja en calorías. *Nota:* Preparar los crepés con la receta del libro.

Composición

Calorías: 183, Proteínas: 3, Hidratos de carbono: 19 g (15 g sin azúcar morena), Grasa: 11 g, Colesterol: 68 mg, Sodio: 41 m, Potasio: 128 mg, Fósforo: 52 mg, Calcio: 41 m, Fibra: 1.3 g.

Crepe de base

Ingredientes

3 huevos grandes

1-1/3 vasos de leche entera

3 / 4 vaso de harina blanca

3 cucharadas de mantequilla derretida

Preparación

Mezclar los huevos y la leche en un bol y batir. Poco a poco agregar la harina y mezclar por 1 minuto. Tapar y dejar que la mezcla repose durante 1 hora. Verter la masa de crepe en un bol y batir la mantequilla derretida. Calentar en una sartén para crepes o sartén, a fuego medio-alto. Engrasar con mantequilla o aceite. Usando una medida 1/4 vaso, verter la mezcla en el sartén y esperar a ver burbujitas que indicarán que esa parte está hecha y entonces se dará la vuelta para hacerlo del otro lado hasta que se vean que los bordes estén dorados ligeramente. Se sirven calientes y doblados por la mitad.

Composición

Calorías: 76, Proteínas: 3 g, Hidratos de carbono: 6 g, Grasa: 4 g, Colesterol: 52 mg, Sodio: 39 mg, Potasio: 50 mg, Fósforo: 45 mg, Calcio: 31 mg, Fibra: 0.1 g.

Crujiente de manzana

Ingredientes

5 manzanas medianas en rodajas

1 vaso de azúcar blanco

1 vaso más 3 cucharadas de harina blanca

1 cucharadita de canela

1 vaso de harina de avena

1 vaso de azúcar morena

1 / 4 cucharadita de levadura química

100 gr de mantequilla sin sal

Aceite de girasol para engrasar

Preparación

Precalentar el horno a 200 ° grados. Engrasar un molde con aceite. Pelar las manzanas y mezclar el azúcar blanco con 3 cucharadas de harina, ½ y cucharadita de canela. Añadir las manzanas en rodajas y mezclar. Verter la mezcla de manzana en el molde engrasado. Mezclar la harina de avena, 1 vaso de harina restante, el azúcar moreno, la mantequilla, mezclándolo todo con una batidora. Verter la mezcla sobre las manzanas. Hornear durante 1 hora.

Composición

Calorías: 308, Proteínas: 3 g, Hidratos de carbono: 54 g, Grasa: 9 g, Colesterol: 11 mg, Sodio: 45 mg, Potasio: 155 mg, Fósforo: 56 mg, Calcio: 32 mg, Fibra: 2.0 g.

Pastel de manzana

Ingredientes

6 manzanas medianas en rodajas

1 / 2 vaso de azúcar blanca

1 cucharadita de canela en polvo

100 gr de mantequilla baja en sal

2-2/3 vasos de harina blanca

6 cucharadas de agua fría

Preparación

Precalentar el horno a 250º grados. En un bol grande, combinar las manzanas, el azúcar y la canela. Tapar y dejar apartado. En otro bol grande verter la harina cerniéndola con un colador, agregar el agua y mezclar hasta que la masa se forme en una bola. Si no se puede, utilizar las manos para este fin. Dividir la masa en dos y estirar una de las bolas con un rodillo espolvoreando harina si fuera necesario y ponerla en una bandeja. Echar el relleno de la manzana sobre la masa. Colocar los trozos de mantequilla baja en sal sobre el relleno y terminar cubriendo la parte superior del pastel con la otra bola de masa de tal manera que cubra todo el relleno y se quede sellado. Con un cuchillo hacer unos cortes en la parte superior de la masa del pastel para que se escape el aire mientras se hornea. Hornear de 50 a 60 minutos hasta que al pinchar con un palillo salga limpio y comprobar si el pastel está hecho.

Composición

Calorías: 517

Proteínas: 4 g

Hidratos de carbono: 51 g

Grasa: 33 g

Colesterol: 24 mg

Sodio: 65 mg

Potasio: 145 mg

Fósforo: 43 mg

Calcio: 24 mg

Fibra: 2.7 g

Arroz Con Leche

Ingredientes

1 vaso de arroz blanco

½ l de leche desnatada o baja en grasa

2 cucharadas de uvas pasas

1 / 2 vaso de azúcar

1 / 4 cucharadita de canela

1 cucharadita de extracto de vainilla

Preparación

Lavar el arroz bajo en chorro de agua fría y escurrir.

Poner el arroz echando un vaso de agua en una cacerola mediana. Llevar a ebullición, tapar y cocinar por 10 minutos.

Retirar la tapa y dar vueltas con una cuchara de madera, echar las uvas pasas y tapar de nuevo dejando hervir el conjunto durante unos 10 minutos o hasta que el arroz esté bien cocido.

Cuando el arroz esté listo, retirar del fuego y agregar el azúcar o edulcorante bajo en calorías, la canela y la vainilla. Mezclar bien y servir caliente.

Composición

Calorías: 249

Proteínas: 1 g

Hidratos de carbono: 42 g

Grasa: 8 g

Colesterol: 0 mg

Sodio: 49 mg

Potasio: 84 mg

Fósforo: 66 mg

Calcio: 15 mg

Fibra: 0.6 g

Budín de pan

Ingredientes

Aceite de girasol

2 panecillos de tamaño mediano

½ l de leche desnatada o baja en grasa

3 rosquillas bajas en grasa

2 huevos grandes

1 / 2 vaso de azúcar

1 cucharadita de canela

Preparación

Engrasar una bandeja de horno con aceite de girasol.

Desmenuzar las rosquillas y colocarlas en un bol grande.

Mezclar la leche desnatada, los huevos, el azúcar y la canela. Después verterlo sobre los panecillos hasta que absorban todo el líquido.

Meter en el horno a 200º grados durante unos 30 minutos aproximadamente y hasta que se dore por encima. Servir caliente o frío.

Composición

Calorías: 310

Proteínas: 8 g

Hidratos de carbono: 52 g

Grasa: 7 g

Colesterol: 0 mg

Sodio: 281 mg

Potasio: 169 mg

Fósforo: 99 mg

Calcio: 26

Conos de crema con arándanos

Ingredientes

Una tarrina pequeña de queso en crema bajo en grasa ablandado.

1 vaso de leche desnatada

1 paquete pequeño de arándanos congelados

1 /2 bote de mermelada de arándanos

12 conos pequeños para helado

Preparación:

Poner el queso crema bajo en grasa en un bol y batir hasta que quede suave y esponjoso.

Añadir a la crema la mermelada y los arándanos descongelados

Rellenar los conos y dejar enfriar si es necesario.

Composición

Calorías: 181

Proteínas: 2 g

Hidratos de carbono: 23 g

Grasa: 9 g

Colesterol: 21 mg

Sodio: 75 mg

Potasio: 61 mg

Fósforo: 34 mg

Calcio: 24 mg

Fibra: 1.2 g

Magdalenas de queso

Ingredientes

2 tarrinas pequeñas de queso crema bajo en grasa

2 huevos

3 / 4 vaso de azúcar

2 cucharaditas de extracto de vainilla

2 docenas de moldes para magdalenas

1 paquete de galletas de vainilla

1 bote de mermelada de fruta

Preparación

Ablandar el queso crema hasta que quede suave. Precalentar el horno a 200° grados. Mezclar el queso crema, los huevos, el azúcar y la vainilla en un bol y batir hasta que quede todo bien integrado. Verter la crema de queso mezclada en los moldes de magdalena a ¾ de su capacidad. Hornear durante 10 minutos. Sacar las tartas del horno dejarlas enfriar y meter en la nevera. Inmediatamente antes de servir poner encina de cada tarta una cucharada de mermelada de fruta.

Composición

Calorías: 136, Proteínas: 2 g, Hidratos de carbono: 14 g, Grasa: 8 g, Colesterol: 28 mg, Sodio: 78 mg, Potasio: 49 mg, Fósforo: 27 mg, Calcio: 18 mg, Fibra: 0.2 g.

Tarta de cereza

Ingredientes

1 / 2 vaso de mantequilla sin sal

2 huevos

1 vaso de azúcar blanca

1 vaso de nata baja en grasa

1 cucharadita de vainilla

2 vasos de harina blanca

1 cucharadita de levadura química

1 bote de mermelada de cerezas

Preparación

Precalentar el horno a 200° grados. Con una batidora, batir la mantequilla, los huevos, el azúcar, la nata baja en grasa y la vainilla. En un bol aparte mezclar la harina y la levadura química. Añadir los ingredientes secos a la mezcla de crema de mantequilla y mezclar bien. Verter la mezcla en un molde apropiado para el horno. Cuando esté a punto, bañar uniformemente con la mermelada de cerezas hasta cubrir la tarta y dejarla reposar. Meter al horno durante unos 40 minutos aproximadamente.

Composición

Calorías: 204, Proteínas: 3 g, Hidratos de carbono: 30 g, Grasa: 8 g, Colesterol: 43 mg, Sodio: 113 mg, Potasio: 72 mg, Fósforo: 70 mg, Calcio: 41 mg, Fibra: 0.5 g.

Crepes con bayas congeladas

Ingredientes

1 / 2 vaso de harina blanca

2 claras de huevo

1 / 2 vaso de leche descremada

1 cucharada de aceite de girasol

1 / 2 paquete de bayas congeladas, descongeladas y escurridas

1 cucharada de azúcar glasé, para quitar el polvo

Preparación

Mezclar la harina, claras de huevo, la leche y el aceite en un bol grande hasta que esté suave. Cubrir ligeramente una sartén con aceite de girasol y encender a fuego medio. Verter 1 / 4 de vaso de la mezcla en la sartén. Inclinar la sartén con movimientos circulares para que la masa se extienda a los bordes. Cocinar hasta que la parte inferior sea de color marrón claro, alrededor de 2 minutos. Dar la vuelta al crepé y poner 2 cucharadas de las bayas en el centro del mismo y cocer otros 2 minutos. Doblar el crepé por la mitad y servir en un plato espolvoreado con azúcar glasé.

Composición

Calorías: 124, Proteína: 5 g, Hidratos de carbono: 17 g, Grasa: 4 g, Colesterol: 0 mg, Sodio: 41 mg, Potasio: 123 mg, Fósforo: 55 mg, Calcio: 47 mg, Fibra: 1.4 g.

Delicia de fruta congelada

Ingredientes

1 paquete de crema para batir tipo chantilly

1 vaso de nata baja en grasa.

1 cucharada de zumo de limón

1 bote de cerezas en conserva al marrasquino, picadas

½ kg de fresas picadas

1 / 2 vaso de azúcar

1 bote pequeño de piña en conserva troceado y escurrido el almíbar

Preparación

Colocar todos los ingredientes en un bol mediano y mezclar bien. Después poner la mezcla en un recipiente de plástico y meter en el congelador de 2 a 3 horas aproximadamente. Servir.

Composición

Calorías: 145, Proteínas: 1 g, Hidratos de carbono: 26 g, Grasa: 5 g, Colesterol: 11 mg, Sodio: 47 mg, Potasio: 142 mg, Fósforo: 33 mg, Calcio: 26 mg, Fibra: 0.4 g.

Pizza de frutas

Ingredientes

1 rollo de masa congelada de masa quebrada

1 paquete de queso en crema tipo philadelphia bajo en grasa

1 vaso de azúcar blanca

1 vaso de zumo de piña

2 cucharadas de zumo de limón

2 cucharadas de harina maíz

Aceite de girasol para engrasar la bandeja

1 manzana sin corazón y en rodajas finas (rociar por encima el zumo de limón para evitar que la manzana ennegrezca)

20 uvas blancas o negras cortados por la mitad

4 fresas medianas, en rodajas

Preparación

Precalentar el horno a 250° grados. Cocinar el azúcar, zumo de piña, zumo de limón y la maicena a fuego medio hasta que espese. Cortar la masa quebrada en forma de galletas y colocarlas en una bandeja de horno engrasada con aceite de girasol para que no se peguen. Hornear según las instrucciones del paquete o hasta que estén doradas. Batir el queso crema con la crema batida hasta que esté esponjoso. Untar la mezcla sobre la corteza de galleta fría. Colocar las sobre las galletas el queso crema y la fruta en la parte superior. Verter el zumo de piña frío sobre la fruta y volver a meter en la nevera varias horas antes de servir.

Composición

Calorías: 293, Proteínas: 2 g, Hidratos de carbono: 42 g, Grasa: 13 g, Colesterol: 25 mg, Sodio: 166 mg, Potasio: 106 mg, Fósforo: 37 mg, Calcio: 24 mg, Fibra: 0.3 g.

Pan de jengibre

Ingredientes

4 manzanas peladas y picadas

1 / 3 vaso de azúcar morena

1 cucharada de zumo de limón

1 vaso de agua

¼ de cucharadita de canela

2 cucharadas de fécula de maíz (maicena)

1 cucharada de agua

1 cucharada de vinagre de sidra

1 / 2 vaso de leche desnatada

1 / 4 vaso de azúcar

1 huevo

2 cucharadas de melaza

2 cucharadas de aceite de la ensalada

1 vaso de harina

1 / 2 cucharadita de levadura química

1 / 2 cucharadita de jengibre

1 / 2 cucharadita de canela

Preparación

Precalentar el horno a 200º grados. Mezclar las manzanas, la azúcar morena, el agua de zumo de limón y la canela en una cacerola mediana. Tapar y cocinar hasta que las manzanas estén tiernas. Añadir la maicena con 1 cucharada de agua, disolver y echar por encima de la manzana. Continuar la cocción hasta que espese. Verter la mezcla de manzana en una cacerola y apartar del fuego. Añadir una cucharada de vinagre a la leche y remover. Dejarlo a parte.

Batir el azúcar, el huevo, la mezcla de leche, miel y aceite. En otro bol, mezcle la harina, levadura química y las especias. Añadir a la mezcla de huevo batido y la leche y batir hasta que quede suave. Verter la mezcla sobre las manzanas de pan de jengibre en una cacerola. Hornear durante 30 minutos. Dejar enfriar y servir.

Composición

Calorías: 203, Proteínas: 3 g, Hidratos de carbono: 41 g, Grasas: 3 g., Colesterol: 21 mg, Sodio: 123 mg, Potasio: 184 mg, Fósforo: 73 mg, Calcio: 75 mg, Fibra: 1.5 g.

Pastel de Limón

Ingredientes

1 vaso de azúcar blanco

1 cucharada de mantequilla sin sal

2 huevos, yemas y claras separadas

2 cucharadas de harina blanca

2 cucharaditas de ralladura de limón

2 cucharadas de zumo de limón fresco

1 vaso de leche

Una plancha de bizcocho

Preparación

Precalentar el horno a 180° grados. Batir el azúcar y la mantequilla hasta que esté cremoso. Agregar las yemas de huevo batido y revolver. Agregar la harina, la ralladura de limón, jumo de limón y la leche. Remover para mezclar. Batir las claras a punto de nieve, hasta que se formen picos. Mezclar con el zumo de limón con cuidado para que no bajen. Verter el relleno sobre la plancha de bizcocho y hornear a 180° grados durante 10 minutos aproximadamente o hasta que la parte superior del mismo esté dorado.

Composición

Calorías: 263, Proteínas: 4 g, Hidratos de carbono: 37 g, Grasa: 11 g, Colesterol: 62 mg, Sodio: 168 mg, Potasio: 81 mg, Fósforo: 65 mg, Calcio: 47 mg, Fibra: 0.4 g.

Pastel de zanahoria

Ingredientes

2 vasos de harina blanca

1 cucharadita levadura química

2 cucharadas de canela

1-1/2 vasos de aceite de girasol

4 huevos

3 zanahorias ralladas

1 / 2 tarrina de mantequilla sin sal

1 tarrina de queso blanco bajo en grasa

1 cucharadita de vainilla

Preparación

Precalentar el horno a 200° grados. Engrasar ligeramente de harina un molde cuadrado. Tamizar la harina, levadura química y la canela. Añadir el aceite, el azúcar, la levadura química y los huevos de uno en uno. Añadir poco a poco las zanahorias ralladas y mezclar bien. Verter la mezcla en el molde y hornear durante 55 a 60 minutos o hasta que al insertar un palillo en el centro, éste salga limpio. Para hacer una base por encima del bizcocho, mezclar el queso crema y la mantequilla baja en grasa en un bol. Batir con una batidora hasta que esté suave y esponjosa y a continuación espolvorear la vainilla para que quede todo bien mezclado. Extender la base después de que el bizcocho se haya enfriado.

Composición

Calorías: 327, Proteínas: 4 g, Hidratos de carbono: 17 g, Grasa: 27 g, Colesterol: 68 mg, Sodio: 157 mg, Potasio: 99 mg, Fósforo: 76 mg, Calcio: 48 mg, Fibra: 1.2 g.

www.ingramcontent.com/pod-product-compliance
Lightning Source LLC
Chambersburg PA
CBHW060018210326
41520CB00009B/930